看護論

―― 定義および
その実践、研究、
教育との関連

25年後の追記を
添えて

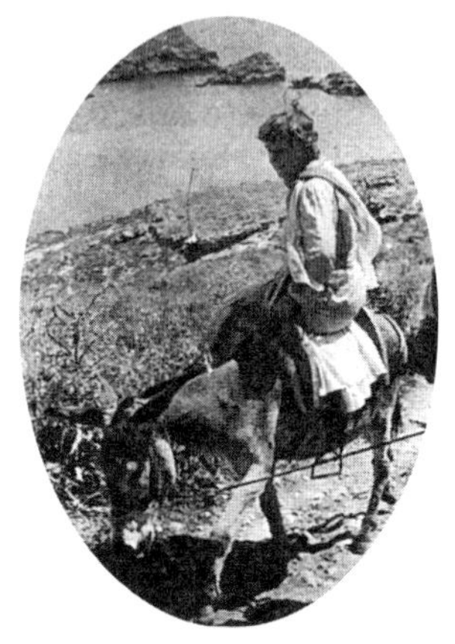

1963年、ロードス島にて

「この小論は、実のところ私自身の仕事の旅路の物語です。
ここで述べようとした私の旅路は、とても愉快で幸運なものでした。
しかし、私たちは誰でも荒野の旅人です。そこで私たちが見出す
最良のものは誠実な友人です。私たちは友人をみつけるために
旅をするのです。どんな書物でも、ごく内輪な意味では、
その著者が友人たちに宛てて書いた回覧状でしょう。この小論は、
私を助けてくれた多くの友人たちと、よりよい看護を目指して
仕事をしている人々に力を貸してくれた人たちすべてに
宛てた公開の手紙です。」

Virginia Henderson

THE NATURE OF NURSING
A Definition and Its Implications for Practice,
Research, and Education

by VIRGINIA A. HENDERSON, AM, RN

THE NATURE OF NURSING
A Definition and Its Implications for Practice,
Research, and Education
REFLECTIONS AFTER 25 YEARS

by VIRGINIA A. HENDERSON, AM, RN

350 Hudson Street, New York, NY10014

本書では原本のnurseを看護師と訳したが、
英語のnurseには保健師、助産師も含まれる。

ヴァージニア・ヘンダーソン 著
湯槇ます・小玉香津子 訳

看護論
――定義およびその実践、研究、教育との関連
25年後の追記を添えて

The Nature of Nursing
A Definition and Its Implications for Practice, Research, and Education
Reflections after 25 Years

Virginia A. Henderson

日本看護協会出版会

もくじ

訳者まえがき――――湯槇ます・小玉香津子……6
刊行によせて――――マーガレット・J・カッシュマン……9
序――――ヴァージニア・ヘンダーソン……10

I　看護の定義を求めて……13
追記……21
II　私の看護の概念の形成過程……25
追記……51
III　看護の概念と看護実践……57
追記……70
IV　看護の概念と看護研究……73
追記……86

V　看護の概念と看護教育 91

1 | 学校の組織機構 92

2 | 学生の選考 94

3 | 臨床教師陣の選択 96

4 | 設備と資源 98

5 | カリキュラム、内容およびデザイン 101

6 | 教授方法 116

7 | 要約 127

追記 132

看護のための図書館トゥール 136

著者・訳者紹介——142

訳者まえがき

本書『看護論』は『看護の基本となるもの』のいわば続編である。

1961年、ヘンダーソン女史はこの“基本となるもの”を発表し、折しもチームワーク・ヘルスケアの時代を迎え、チームの一員としての専門職看護のアイデンティティを求めて苦しんでいたわれわれ看護師に、「看護とは」を提示した。すなわち、第一に、時代を越えて変わらない看護の核ともいえる「本来の看護」があり、看護師はいつ、どこででもこれを最も優先させイニシアティブをもって行うこと。第二に、医師による医療を助成する「医療ケアのなかの看護」があり、看護師は医療においては常に医師に従うが、その達成過程で患者を援助する姿勢を貫くゆえに、この看護も主体性のあるはたらきであること。そして第三に、上の二つのはたらきによって看護がヘルスケア・チームの効果促進のために寄与するとき、そのはたらきの特性ゆえの役割「ヘルスケアのなかの看護」があること。“基本となるもの”にこのような形で要約された看護の概念がわれわれ看護師を納得させたのは、それが単なる名目ではなく、実在をふまえた記述であり、かつ普遍的なものであったからである。

その5年後に出された本書『看護論』は、一つにはヘンダーソン女史のそうした看護の概念が形成されていく過程のドキュメンタリーである。女史が、看護の本質にかかわる重要な発見を重ねながら、もっぱら病人の幸せを目指しての問いの流れにそって思考を結晶させていく経緯に、われわれは看護の道が拓かれ、延びてゆくさまを手にとるようにしてみることができる。また、それがわれわれが現に拓き続ける道であることを知ることができる。

二つには、『看護論』は、女史の取り出してみせた看護の概念を現場で展開するにあたっての解説である。われわれが“基本となるもの”をもって看護についてのほぼ共通の認識であるとするならば、この本には、日常の看護サービス、看護教育課程、また看護研究はいかにあるべきか、がきわめて実際的に語られている。

1982年11月、日本看護協会と同出版会はそれぞれ創立35周年と10周年を記念してヘンダーソン女史を招き、東京と京都で特別講演会を開催した。「看護研究―その発展の経過と現状」、「看護の定義について、また看護理論、看護学、看護過程のそれぞれが何を意味するかについて」(『ヴァージニア・ヘンダーソン論文集 増補版』、1989、日本看護協会出版会)と題した二つの講演は、人々のための看護の向上を期してゆうに半世紀以上をたゆまず精進してきた女史の見識の見事な集約であった。

女史のこの来日が刺激となった向きもあったのか、著作の数々がこれまでにも増して読まれるようになった。特に本書は、"ヘンダーソンの看護"への、というよりは、今となっては"看護一般の根"への案内書として、本当の看護をしたいと願うわれわれ仲間の学習に広く活用されている。精読するならば、最近になってようやくわれわれの手になじんできた看護学の課題がそこここに示唆されていることがわかるであろう。

というわけで、訳者らは本書が今後も読み継がれることを確信し、版を重ねるにあたって訳を検討し、改めた。初版以来の不備についてはここに深くお詫びさせていただきたい。

1983年3月

湯槇 ます・小玉 香津子

追記版にあたって

1991年、全米看護連盟（National League for Nursing；NLN）出版会が看護理論の名著をシリーズ「NLN クラシックス」で出版し始め、ヘンダーソンの『看護論』はもちろん組み入れられた。『看護論』の初版は1966年であるから、『看護の基本となるもの』の応用篇としてこの書も25年にわたって世界的に読み継がれ、代表的な看護のクラシックスなのである。

これを機にヘンダーソンは若干の追記をしたというので、その部分を翻訳するとともに改めて全体を精読したが、随所で感じ入り、刺激されるばかりであった。ヘンダーソンは少しも古くない、のである。ほかで論じたことがないからといって詳述している「看護の概念と看護教育」など、何と今日のわれわれの課題に迫って新しいことか。また、章ごとの追記は“もし今『看護論』を書くとしたら”にとどまっているとはいえ、そこに示された論点はヘンダーソンならではのなみなみならぬ指摘である。何よりも、万人の健康と幸せのために行動する気概に満ちている。

このたびの翻訳を湯槇ます先生と一緒にすることができなかったのは、まことに残念である。最初の版は出版後ただちにヘンダーソン先生自らが湯槇先生に送ってこられたのだった。献詞のあるその本は今、私の手元にあり、私は先生とともに読み、語り合い、教えられた日々を忘れない。

日本語の版はそのとき、1967年が初版、その後1983年に改訳版を出した。今回は、著者の序にあるように本文に変更はないのだが、訳の不備を直させていただき、若干の注をつけた。

巻末の図書館トゥールは先の本にもついていたが、日本語版としては今回初めて載せた。1960年代にはこれらは遠い存在であったのである。参考文献のなかには、前回気づかなかったが、翻訳のあるもの、およびその後、翻訳されたものがみつかり、書き加えた。このようなことから、日本のわれわれは、むしろ今だからこそこの名著を自在に読みこなすことができるのではないか、と思う。ヘンダーソン先生からのこの“手紙”に返信も出せるのではないか、と思う。

1994年1月

小玉 香津子

刊行によせて

2年ほど前、あるホームケアの集会でヴァージニア・ヘンダーソンが何人かの熱烈な崇拝者と朝食を共にしていたとき、われわれはもう教えきれないくらい何度も彼女に意向を聞いたこと—『看護論』をもう一度印刷するのはどうか、をまたたずねた。すばやく返された言葉はまことにヴァージニアらしいものだった。「看護についての私の考えが20年以上も前に進歩を止めたかのように、この本について皆さんが話すのをやめてくださらないかと思いますよ。」

彼女がこの本を再出版にそなえ最新の内容にするつもりがあるかどうか、手伝いはするが、と聞くために、私は朝食後も去りかねていた。ヴァージニアはその気があると言ったのである。新版を手にできるという見込みに興奮した私はロビーへと向かい、パム・マラルドのところへ駆け寄った。パムも私同様に興奮し、全米看護連盟(National League for Nursing)出版会がその企画を引き受けると即座に承知した。

ヴァージニア・ヘンダーソンは原稿を新しくするという約束を守った。もっとも手伝いはほとんど受けなかった。全米看護連盟出版会は改訂版を出版にこぎ着けるようヴァージニアと共に精出して仕事をした。新しい世代の看護師諸姉のためにこの名著を復活させるにあたり、われわれは両者に深く感謝しなければならない。

看護は“頭と手と心がする”というヴァージニアだからこそ、こうしたすっきりとした平易さをもってわれわれの職業を活字にとどめることができたのである。本書のページをくると、ケアリングと平等主義という彼女の理念の真髄が匂い立つ。看護の世界のこの偉大な女性は、人生を通じて変化を受け入れ、包み込むことを、自らを手本としてわれわれに教えてくれるのである。

マーガレット・J・カッシュマン
Margaret J.Cushman
コネチカット州　訪問看護師・ホームケア協会、
訪問看護師会連合会、会長

序

この小論は看護についてのある見解をまとめたものである。これを書くにあたり私は、この見解を形成するうえで私に少なからざる影響を及ぼした人々の名と自分の体験とを明らかにするように努めた。この内容は、1964年の春、ロチェスター大学看護学部で行ったClare Dennison記念講演を基にし、それを発展させたものである。要旨は同1964年8月号の「The American Journal of Nursing」誌に発表した。他人の書いたものを研究することは一種の体験であるが、ここに表明した考え方を発展させるにあたり、私はその体験から得るところ大であった。したがってここには多数の書物や論文が引用してある。それらのなかにはエッセンスのみを取り出したものがあるので、この小論を完全に理解していただくためには、読者の方々に引用文献をぜひとも読んでいただきたい。

これは私の看護についての回顧録であり、遺言とでもいうべき類のものであるから、一人称で書いてある。私が看護活動をどのように考えるに至ったか、その結果である私の看護の概念は、看護実践、看護研究および看護教育についての私の考えにどのように影響したか、それらを明らかにしたいと努めるうちに、私は一人称を使うのが最も適切であると思うようになったのである。看護実践について私のいわんとするところは、ハーマー(Bertha Harmer)との共著『The Principles and Practice of Nursing(看護の原理と実際)』の私の最後の改定版、およびICNから出ている小冊子『Basic Principles of Nursing Care(看護の基本となるもの)』により詳しく述べてある。看護研究については、『Nursing Research—A Survey and Assessment』と題したシモンズ(Leo W. Simmons)との共著、およびその本に関連してわれわれ二人の書いたもののなかでより詳しく扱い、論評してきた。私はこれまでに、看護師の機能についての私の定義を看護教育にあてはめて記述したことはない。したがって、この小論では実際や研究より教育に比重をかけて記述した。

看護師はだいたいにおいて女性であるから、私は“彼女”という表現を用い、また同じ理由で医師を“彼”と表現したが、だからといって私が、すべてのヘルスケア領域において両性がもっと等しく分布するようになることを歓迎しないわけではない。

「The American Journal of Nursing」誌に発表した小論の要旨に寄せられた読者の関心に励みを得て、私はここにその拡大版を書いた。より効果的に人類のために役立ち、また自らの仕事により大きな喜びを得ようと絶えず努力している看護師たちに、この小論がいささかなりとも役立てば幸いである。

ヴァージニア・ヘンダーソン、1966

(追記版にあたって)

最初の版と同様に、このたびの追記も著者の個人的な観点をふまえている。全米看護連盟(National League for Nursing)出版会による発行にそなえ、私は1991年に初版を見直したのだが、およそのところ、25年を経てもなおそれは“看護の本質(nature of nursing)”についての私の考えを表している、という結論に達した。もし私が今、これに相当するような所説を書くとしたら、いくばくかの変更をしたり、1966年の版では強調されなかったポイントを力説したりはするだろう。しかし私は、この本全体を書き改めるのではなく、私が各章への“追記”と呼ぶことにしたもののなかで注釈をつけることにしようと決めた。追って記すという形をとることによって、私の概観の変化を示したり、私の意見や、なぜ私がそのことを問題にするかを説明したりができるであろう。

私はたいへん幸運にもこれまでずっと、ヘルスサービスのさまざまな分野の専門家と出会い、互いを知り、共に働いてきた。その人たちが私になにかと教えてくれたことは実にありがたく、感謝にたえない。

関心のある読者は、達人看護師である18人の著者たちとの共著『Principles and Practice of Nursing(看護の原理と実際)』(第6版、Macmillan社、1978)をみてくだされば、私がどのような職種および範囲から知識を入手しているか、ある程度おわかりいただけると思う。

ヴァージニア・ヘンダーソン

コネチカット州、ニューヘヴン、1991

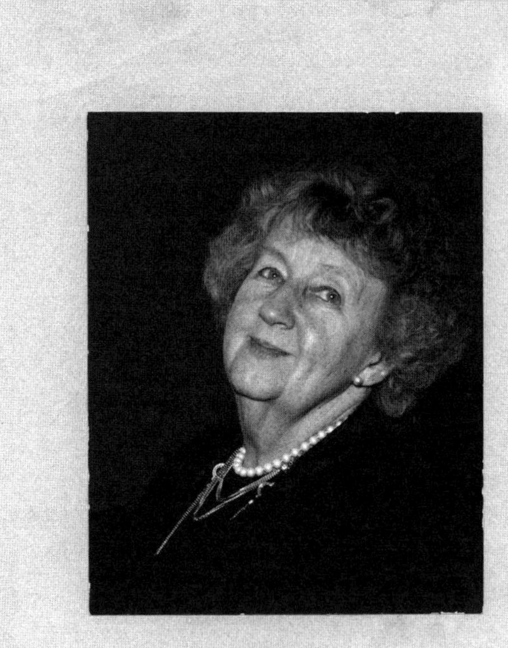

With best wishes to
the nurses of Japan
Virginia Henderson

I

看護の定義を求めて

ある職業が人間の生命に直接影響を与えるものである場合、特にそれが専門職であればなおさらのこと、その職業がどのような機能をもつものであるかを当然定義づけておくべきである。

まずわれわれは必然的にフロレンス・ナイチンゲール（Florence Nightingale）にまでさかのぼって考えねばならない。ナイチンゲールの著作のなかでも最も頻繁に引用されている『Notes on Nursing—What It Is and What It Is Not[1]（看護覚え書き―看護であること・看護でないこと）』は1859年に出版された。そこで彼女は、要するに、看護がなすべきことは“……自然が患者にはたらきかけるように最善の状態に患者を置くことである”と言っている。ナイチンゲールのこの考え方が他の何ものにもまして近代看護の発達に影響を与えている事実は疑うべくもない。看護師のなかには今なおこの定義を最も頼りになるものとしてあげている者がいるほどである。

しかし、世紀がめぐり、イギリスにおける看護師登録法およびアメリカ合衆国における州看護師業務法がそれぞれできてみると、人々と看護師の両者を保護するような表現で看護を記述する必要が生じてきた。それはちょうど医療技術が急速に進歩し、病院における看護内容が拡張した時期に一致する。しかしながら、看護のもつ能力という点では、それらに匹敵するような進歩がみられなかったのであった。1930年までは、看護学生は病院の看護サービス要員のなかに必ず組み込まれていたし、最上級生ともなると看護単位や病棟の責任をもつ主任の役割を負っていることさえ間々あった[◉1]。卒業生は訪問看護機関に籍を置くことになっていた。少数の看護師が学校や開業医のところで働いていたが、ほとんどは家庭や病院で個人付添看護師をしていたのである。このような職場はいずれも臨床経験を向上させるのに役立つものではなかったが、それにもかかわらず多数の看護師が独学で立派な看護技術を身につけていた。こういった事情等により、当時の法律の大部分は、看護師は医師の監督のもとに仕事をすべしと規定していた。法律は看護師の仕事の独自性あるいは自律性を認識していなかったのである。

いうまでもなく、看護師は医師の助手にすぎないという考え方は、看護職全般にとって満足すべきものでないのはもちろん、看護師自身が看護学校と看護実践とを管理すべきであるとする看護師の主張とも一致しない。この辺の事情に関しては多数の文献資料を引用できる。しかしながら、いくら資料を調査しても、近年までの看護師業務法の支配的な論調に対して看護の立場で合議した反論を、私はみつけ出せなかった。

1933年および1934年にテイラー(Effie J. Taylor)は、今、私が取り上げているのと同じ疑問、すなわち看護の本質は何かという問題を提起した[3,4]。彼女の定義によると、看護とは"個人の身体上ならびに精神上の特定のニーズに対して、医師の処方した治療法および予防的処置を実施すること"であった。しかし彼女は同時に次のようにも言っている。"看護の本当の奥行きは、理想、愛、同情、知識、そして教養などが渾然一体となって、しかも芸術的ともいえるやり方で表現されたとき、はじめて姿を現すのである"と。これらの発言から推察すると、テイラー女史は、今日のごとく患者中心の対個人的ケアが強調され、また看護師の高い一般教養が重要視される日の来ることをある程度予想していたのであろう。

思うに、今世紀の前半からすでに鳴動はしていたが、看護の立場のあいまいさに対する不満の声が爆発し始めたのは第二次世界大戦後であった。

1946年、アメリカ看護師協会(American Nurses Association;ANA)は何人かの看護の指導者たちに、看護の定義をつくるようにと依頼した。このときの答えの一つがグッドリッチ(Annie W. Goodrich)が自費出版して配布したリーフレットである[5]。これはのちにいくぶん内容を修正して「The American Journal of Nursing」誌に発表された[6]。

ちょうどこの頃、ブラウン(Esther L. Brown)は、看護に対する社会の要求を調査するようにと全米看護評議会(National Nursing Council)から委任された。1948年に出された彼女の報告書が『Nursing for the Future(これからの看護)』

原著の注釈

◉1 卒業看護師が病院の職員として仕事をするようになったことは第一次世界大戦後の1920年代における革新的出来事の一つであったが、これを知る人はほとんどいない[2]。

である[7)]。この書物のなかでブラウンは一つの看護の定義を取り上げた。それはこの目的を達成するようにと全米看護教育連盟（National League of Nursing Education；NLNE）から要請を受けた一群の優秀な看護師たちが定めたものであった。文章化されたこの看護機能は優れたものではあるが、あまりにも一般的であり、看護師以外の保健医療従事者が誰でも、それは自分の職務である、と主張しても不思議はないようなものであった。ところでブラウン女史の調査研究に関連して、当時、三つの地域会議が設けられた。これらの会議の報告書を謄写版で印刷したものが『A Thousand Think Together（1,000人が共に考える）』である[8)]。三つの会議のうちの一つであったワシントン地域会議の小委員会には私も一委員として参加しており、そこではもっと看護に特定的な定義をつくり上げた。実のところそれは、グループの各人の意見により修正されてはいるものの、私の観点に基づいた定義であった。私の知る限りでは、このときの定義は、間接的にはともかく、引用されて使われたことは今日までに一度もない。

1950年にアメリカ看護師協会は、看護師の職務に関する5カ年調査に乗り出した。この折に、17の州で諸調査を行うために、看護師の手によって50万ドル近くが調達されている。各調査の報告書はそれぞれ発表されてはいるが、全体を総括したものとして、Everett and Helen MacGill Hughes および Irwin Deutscher が編集した『Twenty Thousand Nurses Tell Their Story（2万人の看護師が自分の場合を語る）』がある[9)]。

そうした調査研究がはたして看護の職務に関する満足な定義をわれわれに与えてくれたかどうかは疑問のままであるが、少なくともこの総括報告書を読んだ人は、1950年代の看護師は実際にどのようなことをしていたか、彼女らは自分自身および自分の仕事についてどう考えていたか、彼女らの同僚たちは彼女らをどうみなしていたか、また、一般の人々は看護師や看護をどうみていたか、などにつき、読む前よりもはるかに理解を深めるに違いない。

1955年にアメリカ看護師協会の理事会は、協会の法律委員会が答申した看護業務の定義を承認した。そのときの定義は1962年に再出版されたので、今日も公式声明として生きている[10)]。この定義は看護師業務法に包含することを意図してつくられたものであり、内容は次のとおりである。

看護の業務

1. 専門職看護(professional nursing)の業務は、傷病者もしくは虚弱者の観察、ケアおよび助言、あるいはその他の人々の健康保持と疾病予防、専門職看護師以外の要員の監督と指導、免許取得の医師あるいは歯科医師の処方に基づく投薬と処置の施行等にかかわるあらゆる行為を、報酬を得て行うことである。これは相当度の専門的判断と技術とを要する業務であり、かつ生物学、自然科学および社会科学の原理についての知識とその応用をふまえてなされる。上記には、診断、治療あるいは矯正の方法の処方、の行為は含まないとみなす。
2. 実務看護(practical nursing)の業務は、登録専門職看護師あるいは免許取得の医師もしくは歯科医師の指示のもとに、傷病者あるいは虚弱者のケアのうちの一部の行為を、報酬を得て行うことである。この仕事は専門職看護業務に必要とされるような専門的技術や判断、知識を必要としない[11)]。

この記述はこれでもまだかなり一般的であり、したがって他の職種にもあてはめうるようなものではあるが、看護師は医師の監督を受けなくとも患者を観察し、ケアし、助言を行うことができ、かつ他の保健医療要員を監督することができる、ということだけは少なくとも表明していると私は思う。また看護師は医師の指示する与薬や処置のみを行うことができ、診断、処方、矯正を行ってはならないのである。1955年に出されたこの記述は、1932年に定められて1937年に『Professional Nursing Defined(専門職看護の定義)』として再出版された定義[❖1]に比べれば、より独自性のある看護の職務を表しているといえよう[12)]。しかしまだまだ看護に独自のものではない。ピッツバーグ大学の保健法律センターの副所長であるハーシー(Nathan Hershey)は、1962年に発表した“法律と看護師”についての一連の論文のなかの一つで、看護師業務法は“一般的な事態における”業務を記述している、と言っている[13]。看護法学の権威であるレズニック(Milton J. Lesnik)は、こうした業務法には常に同じ弱点があることを指摘した[◉2][14, 15]。

看護についての以上のような公式記述は、それぞれ当初の目的は達しているかもしれないが、年月を経てみると、それらは誰をも満足させるものではない、という証拠がたくさん出てきた。オスラー(William Osler)博士[❖2]のような看護に関心を寄せる医師たちは、自分たちは看護師に何を期待あるいは望むかを発表したりもした。オスラー博士はわれわれに、患者だけでなく人間を看護せよ、と促し、また、看護師はある点までは母親代理人である、と示唆した。今日の精神科医のなかにもわれわれにこの役割を割り当てる者がいる。いま一人の医師、ミーキンズ(J.C. Meakins)博士は、1948年に“看護は定義されねばならない”と発言して、それまでになされた定義づけに不満足である旨を表明した[17]。彼の考えるところによれば、あらゆるレベルの看護師の任務を明確にするような定義、また、それによって看護師が看護ではない仕事について法律上の責任をとらなくてもよいように保護されるような定義がつくられねばならないのであった。彼は看護師たちに自分自身の運命を統御せよと助言し、また、ここ10年間の看護師たちに初期の指導者たちを駆り立てたような“神々しい狂気”とでもいうべきものが欠けていると指摘した。

近年に至り、看護職員の承認、免許授与すなわち登録の標準がつくられ、看護の職務を定義する困難さがいっそう増してきた。このことは他のいかなる事情よりも次の事実を説明している。すなわち、最近報告された全国的調査によると、他のどのような問題よりも、看護師の職務、役割、および地位に関する研究を推奨する人が多いという事実である[18]。1950年代を通じて数千にのぼる看護師が、アメリカ看護師協会の以下のような各部会に代表される看護のさまざまな実践分野の職務、業務基準、業務につく資格についての声明の作成に参加した。各部会とは、看護顧問・行政事務官および登録官の部会、教育管理者・コンサルタントおよび教師の部会、看護サービス管理者の部会、開業医所属看護師の部会、産業保健看護部会、付添看護師部会、公衆衛生看護師部会である。その結果である貴重な記録は、1960年代の「The American Journal of Nursing」誌で読むことができる。そこからは非常に重要な看護の定義が抽出されてくる可能性が確かにあるが、現にある記述についていえば、それらは非常に異なる看護の職務をばらばらに並べたものにすぎない。

要約すれば、看護の職務を定義づけるために、さまざまな個人、小グループ、および看護組織が力を入れて努力してきてはいるが、われわれとしてみれば、この問題は今なお片づいていないと結論せざるをえない。おそらくこれは永久に解決されることのない問題の一つであるといってよいであろう。というのは、時代が変わり、社会の文化あるいは体質が変われば、条件が変わるからである。しかしながら、公にされている看護の定義が看護師にとって不満足なものである限り、あるいはそれが看護師および人々を保護し、実践、研究、教育を導くにはあまりにも一般的である限り、看護師各人はそ

◉2 1948年に教育者看護師のカスティール(Pearl Castile)は、これらの業務法が看護学校に及ぼす影響を分析した。彼女の結論は、州の業務法は看護教育が改善向上しているのに合わせて改正されていない、また、それらはそれらがつくられたときの目的にかなったものではない、というものであった。彼女は、どれ一つとして、ブラウン・レポートが“社会的に好ましくない”と表現した弱体な学校を一掃するだけの力をもった法律ではない、と主張した[16]。

訳者による注釈

❖1 (p.17) 「専門職看護とは、州が認可した病院付属の看護学校の規定のコースを通して習得され、それをすべく州の免許を得た者によって治療的ならびに予防的医学と連接して行われる、学識と態度と、科学的医学の原理をふまえた手技との調和的な混成である。」
「したがって専門的看護師とは、州の登録上の要件のすべてを満たし、自らの専門知識と法律上の身分に基づいて実践する、あるいは職を奉じる者である」[12]。

❖2 Sir William Osler、1849 〜 1919。カナダの内科医、医学者、教育者。代表的著書は『内科学の原理と実際』。ジョンズ・ホプキンズ大学教授を経てオックスフォード大学教授。ジョンズ・ホプキンズ大学時代にイザベル・ハンプトンを校長に招いて看護学校を発足させた。

れぞれが満足できるような定義の記述を求め続けるに違いない。子どもたちが話すことを教わるときのように、私は看護の定義を求めての**私自身の**探究の経過と結論とを次章で読者諸姉に“お話し”したいと思う。

追記　看護の定義を求めて

いく世代かの看護師が看護を定義しようとしてきた事実があるにもかかわらず、"看護の本質"は依然として疑問である。前世紀のフロレンス・ナイチンゲールは、彼女が看護であると思ったものをもってクリミア戦争中の軍病院における死亡率を激減させた。しかし私は、彼女の看護の定義が当時一般に知られていたかどうか、あるいは現在でもどうなのか、わからない。

フロレンス・ナイチンゲールは、看護師は**自然**が患者を癒すように"最善の状態に患者を置く"と考えた。医師も看護師も人々を癒しはしない、と彼女は言う。今世紀、アメリカ看護界では、看護師の機能ほど論議されたことはほかになく、また1950年以来の看護研究はこの問題に焦点をあて続けてきた。

今もし私が看護の公式定義について書くとしたら、1966年に書いたときよりも看護師の機能にいっそう重点を置くだろう。われわれは現在、あの頃に比べて合意に近づいているとは思えない。しかしながら、現在とあの頃とで一つ違うのは、多くの看護学校が今は"看護の理論"および"看護過程"についての科目を設けていることで、この題目は定義をみつけようとする努力につながるものとなっている。

看護過程について書くことを求められたとき、私はそれに関する広範囲の文献を検討した。その結果、看護過程はその"過程"を構成する段階によってではなく、使われている言葉によって**医の**過程と区別されている、と私は判断した。あまりにも多くの時間とエネルギーが看護過程と看護理論に向けられている、と私が思っているのは事実であるものの、もし今『看護論』を書くとしたら、この二つのことについての論議を含めざるをえないだろう[❖3]。私は看護師諸姉に、これらについていろいろな人の書いたものをぜひ読んでほしい

❖3　小玉香津子編訳『ヴァージニア・ヘンダーソン論文集 増補版』(日本看護協会出版会, 1989)所収の「ザ・ナーシング・プロセス―この呼び名はこれでよいだろうか?」および「再び看護過程について」を参照いただきたい。

と思う。読むことが、諸姉が自分自身の考えを明らかにするのを助けてくれるに違いない。

近年、数多くの国を訪れ、看護職の数と養成の点で大きな相違のあることを知るにつけ、普遍的な看護の定義の採択を促すことはますます難しい、と私は気づいた。たぶんわれわれは、看護の定義は当該国の諸資源およびサービスの対象となる人々のニーズによって決まる、という結論を受け入れねばなるまい。

大多数の赤ん坊を看護師助産師が取り上げるイギリスやオランダのような国では、その種のヘルスケア提供者の概念は、看護師助産師がごく一部の赤ん坊を取り上げているアメリカにおけるそれとは異なる。この違いは、これらの国における医師と看護師助産師の関係の違い、そして結局のところは彼らの役割の定義の違い、を説明するのに役立つ。

引用文献

1）Nightingale, F. : Notes on Nursing. What It Is and What It Is Not (facsimile of 1859 ed.). J.B. Lippincott Co., Philadelphia, 1946, p.79.
小玉香津子，尾田葉子訳：看護覚え書き—本当の看護とそうでない看護．日本看護協会出版会，2004.
*1860年版の邦訳は，湯槇ますほか訳：看護覚え書（第6版）．現代社，2000.

2）Best, E. : The Use of the Graduate Nurse on a Staff Basis. American Nurses' Association, New York, 1931, 1v, 22.

3）Taylor, E.J. : Of what is the nature of nursing? Am J Nurs, 34 : 476, 1934.

4）Taylor, E.J. : A concept of nursing. Am J Nurs, 33 : 565, 1933.

5）Goodrich, A.W. : A definition of nursing. Privately printed leaflet, 1946, p.2.

6）Report of the Biennial. Am J Nurs, 47 : 471, 1946.

7）Brown, E.L. : Nursing for the Future. Russell Sage Foundation, New York, 1948, p.198.
小林冨美栄訳：ブラウン・レポート—これからの看護．日本看護協会出版会，1966.

8）National Nursing Council, Inc. : A Thousand Think Together. A Report of Three Regional Conferences Held in Connection with the Study of Schools of Nursing. The Council, New York, 1948, 1v. 209.

9）Hughes, E.C. et al. : Twenty Thousand Nurses Tell Their Story. J.B. Lippincott Co., Philadelphia, 1958, p.280.

10）ANA Statement. Auxiliary personnel in nursing service. Am J Nurs, 62 : 72, 1962.

11）ANA Board approves a definition of nursing practice. Am J Nurs, 55 : 1474, 1955.

12）Professional nursing defined. Am J Nurs, 37 : 518-578, 1937.

13）Hershey, N. : The law and the nurse. Nurses' medical practice problems, Part I. Am J Nurs, 62 : 82, 1962.
松村 誠訳：怠慢—法律からみた看護婦．看護，14（8）：44-47，1962.

14）Lesnik, M.J. : The board of nurse examiners and the nurse practice act. Am J Nurs, 54 : 1485, 1954.

15）Lesnik, M.J. : Nursing functions and legal control. Am J Nurs, 53 : 1210, 1953.

16）Castile, P. : Nurse Practice Acts, Their Effect upon Schools of Nursing. Stanford University, Palo Alto, Calif, 1948.（教育学学位論文）

17）Meakins, J.C. : Nursing must be defined. Am J Nurs, 48 : 622, 1948.

18）Simmons, L.W., Henderson, V. : Nursing Research: A Survey and Assessment. Appleton-Century-Crofts, New York, 1964, p.461.

II

私の看護の概念の形成過程

看護師の職務とは、数多くのはたらきかけ、時に積極的な、また時に消極的なはたらきかけの総合されたものである、というのが私の考えである。ここに私が最も意義深いと思っている諸経験を時代順に並べて確認してみよう。最初に強調しておくが、私は自分の見解がそのまま読者に受け入れられると期待してここに提示するのではない。私としてはむしろ看護師一人ひとりがそれぞれ看護についての自分の概念を発展させていってほしいと強く願う。そうでないと看護師は、単に他人の真似をするか、あるいはある権威のもとに行動するかしかない。私の場合をいえば、看護師である自分の真の職務が何であるかという問題に関するいくつかの疑問を自分で解決するに至るまでは、さながら海図にない水路に船を進めているような気持ちであった。

私は看護の基礎的訓練の大半をある総合病院で受けた。そこで看護師に要求されていたのは、技術的能力、仕事の速さ、および"職業的"(実際には非人間的)態度であった。われわれはまず、互いにほとんど無関係であると思われるような一連の行為をもって看護であると教えられたのであった。たとえばその最初が空のベッドづくりであり、教育が進むにつれて体腔からの吸引などが加わったのである。この時代には導尿ができるというだけで学生もいわゆる夜勤ができるとみなされ、サービス管理の経験もない学生が30にも及ぶ病める魂と肉体のあらゆるケアを受け持つ、といったこともあったのである。

この病院では権威主義的な医療が行われていた。看護学生に講義をする医師たちは、医学生にするのと同じ説教的な講義を圧縮し、単純化して教えていた。すなわち教室ではいつも誤りのない診断と教科書どおりの治療法、および切り離されて無味乾燥な予後が授業されるのであった。当時"患者中心のケア"とか"家族保健サービス""総合的ケア"あるいは"リハビリテーション"などは口先だけのこととしてさえも存在していなかったのである。

しかしながら、こうした初期の学生時代において、かくのごとき機械的な看護のしかたを否定するような考え方を私に与えてくれた人がいた。それは私の在学していた陸軍看護学校の校長であったグッドリッチ女史[❖1]である。われわれが仕事をしている病棟に見回りに来るたびに、彼女はわれわれの視野を毎日の日課的な仕事や技術の問題から離れたより高いところへと移してくれた。多数の病院や公衆衛生機関および教育機関での豊富な経験をもっている彼女は、看護を"世界的社会活動"の一つであるとみなし、それは社会における創造的にして建設的な力であると言った。彼女は高い知性と人類に対する限りない愛情をもっており、われわれに"看護の倫理的意義"を確かに認識させてくれた。"看護の倫理的意義"という言葉こそ、のちに彼女が自分の論文集の表題に置いたものであり、彼女の講義の本質を表すものとしてこれ以上ふさわしい表題はないであろう[1)]。

グッドリッチ女史は折にふれて医師の社会福祉に対する計り知れない貢献について語り、また当時の治療法に関して驚くべき知識を身につけていた。それにもかかわらず、当時私が加わっていた規格化された患者ケアおよび単に医学の補助的なものにすぎないという看護の概念に私が不満を抱き出したのは、彼女の影響によってなのである。グッドリッチ女史は常にわれわれに看護の最高目的を提示してくれたが、それをいかにして具体的な行動に移すかはわれわれの課題であるとして残した。したがって私としては、誰かがそれを"してみせて"ほしいと願ったわけである。ちょうどリザ・ドゥリットル[✣2]が、言葉だけでは満足できなくなった、と歌ったように。おそらくオスラー博士の最大の貢献は、医学生は自分たちの教師が医学を**実践する**のを見る機会を与えられるべきである、と主張したことである。しかし当時私は、先輩の卒業看護師が看護を**行っている**のを見ることさえほとんどなく、ましてや看護の教師が看護を行うのを見たことは一度もない。教師は教室のなかでしか教え

訳者による注釈

✣1 グッドリッチ女史については、ヘンダーソンによる追悼小伝「アニー・W・グッドリッチ」(小玉香津子編訳『ヴァージニア・ヘンダーソン論文集 増補版』，日本看護協会出版会，1989所収)を参照してほしい。

✣2 バーナード・ショー作『ピグマリオン』の主人公である花売り娘Eliza（愛称 Liza）Doolittle。コクニーなまりの彼女にヒギンズ教授が標準英語を教える。1913年、ウィーンで初演。『マイ・フェア・レディ』はそのミュージカル版。

なかったのである。

学生時代の私が看護の大部分を臨床において独学で身につけたのは事実に違いないが、その陸軍病院で、私はこのうえもなく勇敢で深い感謝の気持ちをもっている傷病兵たちを看護するという特典にあずかったのである。私はそこで、一般社会を代表する者としての看護師が、患者に対して恩義を感じるような雰囲気のなかで看護することを学んだのである。兵士である患者は要求をちっとも出さなかった。しかし看護師は自分のできる限りの看護をしてもまだ十分でないと感じており、したがって看護師と患者との人間関係は温かく、寛大なものであった。提携していたいくつかの民間病院の雰囲気はこれとまったく対照的であったから、この点に関しては、われわれの学生時代の看護経験はユニークといえないまでも、特殊であったと思っている。

ここ数十年間に病院を批判する専門的ならびに非専門的な著述がおびただしく出版された。そうした批判を載せた出版物を引き合いに出すのは、今日の病院が負っている責任があまりにも重大であるだけに卑劣であるとも感じられる。ある出版物は看護を非難し、他のあるものは病院が提供している種々のサービスに疑問を投げかけている。バーンズ(Elizabeth Barnes)は『People in Hospital(病院の人々)』という小冊子を出して、カナダ、フィンランド、フランス、ドイツ、イタリア、スペイン、スイス、イギリスおよびアメリカ合衆国の病院を調べている18グループの発見を摘要している[2)]。その記述的で批判的な文書は病院の多くの弱点を暴露してはいるが、同時に“病院は地域社会それ自体が耐えることのできない無秩序や病気の苦悩を抱え、かつ、それと闘っている”という事実をも記しているのである。

この調査に出てきた今日の病院は、形のうえからも、また質的にも、サービスの範囲が実に幅広くさまざまである。たとえばある病院は患者と共に家族が病院に移り住んで患者の世話をするのを許可しているが、一方、入院している子どもを両親が訪れるのさえ禁止している病院もある。またこれは好ましい例であるとして、臨床チーム全員が集まり、主任看護師の司会で週1回病棟職員会議が開かれる病院があるとも報告されているが、それに続けて、“こういった会議はある種の病院にとってはその機構上受け入れられないものであろう”という記述がなされているのである。いくつかの病院が、人々の関心を喚起し、見学を勧める意味で病院開放日を設けているのに対し、他は人々とかかわり合いをもつことを拒んでいる。

ハルトーク(Jan de Hartog)は、アメリカの最も富裕地区にある一病院のここ10年間の状態は、中世ヨーロッパの暗黒時代の恐ろしくも不快な病院と同じようである、と指摘した[3]。しかしながら彼は、病院のそうした状態は第一に医療職員の非人間性に由来するとはせずに、原因はむしろ人々の無関心と、それら職員に効果的に仕事のできるような場を提供できなかった病院の首脳部にあるとしている。彼は患者に対してと同様に、医師および看護師に対しても同情をもっている。それは彼がすべての病院職員を、偏見とまったく不適当な組織との犠牲者であるとみなしているからである。

いうまでもなく、多くの人々は入院という事態に対して恐れを抱いている。そうでない人も、自暴自棄にならざるをえないような病気にかかっているのであればともかく、過労の医師や看護師に自分の世話を依頼するときには、ふつうは申し訳ない気持ちになるものである。社会科学者たちはこの問題についてかなり言及している。『Newer Dimensions of Patient Care(患者ケアの新しい問題と方向)』と題した一連の著作を著したブラウンは、人々のための情熱的で印象的な代弁者である[4-6]。この一連の著作は、病院の目標は治療的環境を確立することであるとするいくつかの精神病院で達成されつつある変化が、一般の病院のなかにも起こることを示唆している[7, 8]。

今日では多くの医学および看護の教師たちが、施設におけるケアの限界を認識し、学生(および一部の職員)を病院外の実習に出している[9-12]。以前はこのような考え方をする人はわずかしかいなかった。入院患者から外来患者へと移り変わっていく全過程における患者のすべてのニーズに応えようとするプログラムを企画してみると、今日の病院が行っているケアにはいくつもの間隙のあることがはっきりとわかる。ニューヨークのコーネル医療センターのリーダー(George Reader)博士、シュワルツ(Doris Schwartz)およびその共同研究者たちによると、外来部門で治療を受けている歩行可能な患者は、家庭においてはかなりの割合で、医師の処方してくれた薬を誤用している、ということである[13, 14)]。別の調査研究は、処方された治療を患者が実行できるようにと指示を書いて渡すやり方もあまり効果のないものである、と指摘している。

ある大きな大学の総長が私にそこの医学教育について語った折に、病院活動の非常に多くが患者の最良の利益とは相容れないものであるが故に、総長はじめ医学と看護の教師陣はそうした病院のなかに患者中心の動き方をする医療職員を生み出せるかどうか疑わしいと思うことがある、と言っていた。ブラウンは『Newer Dimensions of Patient Care』のなかで、病院が患者中心に機能しようとするならば、いわば根本的な変革が院内でなされなければならない、と暗示している。クルー(F.A.E. Crew)博士はナイチンゲールの言葉を引用して「病院は文明の一中間段階の場にすぎない」と言っている[15)]。しかし、どうも現在の医療施設の限界を論ずるという脇道へそれてきてしまったので、ここで私自身の学生時代に話を戻したい。

私は看護教育のある部分を精神科の病院で受けた。そこでは自分が必要とする人間関係技術をかなり学習できるはずであった。その種の技術は、本当のところは、あらゆる保健医療従事者に必要なものなのであるが。また私は、そこで、総合病院ではみられなかった患者個々のためのプログラムに接することができる、と希望を抱いていた。実際には私は、想定上の病気の名前とその治療法について学んだのであった。それらの治療の多くは現在捨て去られてしまっている。というより、捨てられて当然のものであった。精神科での経験の主な意義は、精神障害の範囲と本質に関してある程度理解したことであった。精神障害の予防と治療に際して、看護師はどのような役割をもつべきかについてはほとんど何ら知識を得なかった。以下は、私が精神科の看護師としての自分の機能をまったくつかめなかったことを表す一例である。

私はさる社会的に優れた一族の出である身体の大きな重症の婦人患者を受け持たされていた。そのときその病院の小病棟にいたのは彼女と私の二人だけであった。彼女は極度に消極的であったり、また攻撃的であったりした。

それまでにも数人の看護師に乱暴をはたらき、そのうちの一人をドアの陰に押さえつけて傷を負わせていた。私ははじめこの仕事におびえていた。が、やがて、自分が“女中”の役割を演じ、古風な言葉を使い、また患者を“陛下”と呼んでいれば彼女を意のままに扱えることを知った。彼女にも私にも援助者はまったく現れなかった。私は彼女を自分の無学ゆえの策略に陥れて、それまで彼女が暮らしていた世界よりいっそう閉鎖的な空想の世界に彼女を引き込んでいたのである。数年後には、自分のやり方がいかに非治療的なものであったかを私は悟ったのであるが。

精神科看護の経験から私の得たものは失敗感にほかならなかったが、ボストン・フローティング病院の小児科での経験はこれとまったく反対の成果を与えてくれた。私はそこで、患者中心のケアというものにはじめて触れたのである。といっても、当時はまだ患者中心という言葉は使われていなかった。この病院ではわれわれは本式に患者を受け持たされた。仕事を受け持たされたのではなかった。一人ひとりが三人の乳児または子どもを世話したのである。一緒に組んで勤務している学生が“非番”となった場合、われわれはその人の受け持ちの三人を自分たちの三人と一緒にしてケアした。こうした環境にあって、われわれは自分の責任および患者のニーズについてかなりの知識を学習し、また患者に非常な愛着を抱いたのであった。その病院の看護師長と有能な主任看護師たちはいずれも卒業看護師であったが、彼女たちは患者と看護学生との間の温かい交流を助成してくれた[◉1]。そこでわれわれは、当時まだ呼び名はなかったが、確かに“やさしく愛するケア”(tender loving care)を目にしたのである。しかしながら残念なことに、病児と一緒に母親もしくは父親を入院させるという重要なことはそこではなされていなかった。患者中心のケアをかいま見はしたが、それは家族中心のケアではなかったのである。われわれは病児の両親あるいは家庭環境といったものをほとんど知

原著の注釈

◉1 当時、多くの病院の主任看護師は、私の記憶によれば、2年生か3年生の看護学生であったようである。

らなかった。[2]

私のほぼ決定的なともいえる学生時代の経験は、ニューヨークのヘンリー街訪問看護機関[3]で過ごした夏のことだった。ここで私は一般病院で可とされていた型どおりの患者への接し方を見離し始めた。実際私は、自分の身にしみついている病院での医療のあり方に疑問を抱くようになったのである。入院生活を終えて家庭に帰っていく患者をみているうちに、私は、一見成功しているように思える施設医療も、そもそも患者を入院させる原因となったその生活様式を変えさせるという点では成果をあげていないと悟った。

私は卒業して訪問看護師になった。家庭における看護のほうが病院看護よりも数倍満足できるものに思えたからである。数年後には看護教員の必要性を説得されたあげく、不本意ながら、さる病院付属看護学校で教えるべくこの分野から去った。何ら特別な準備教育も受けずに私はカリキュラムのあらゆる分野にわたって教えながら学ぶことを余儀なくされた[4]。5年あまりの間、その学校には教えるために雇われた看護師は私のほかにはいなかった。関係者全員にとって幸いなことに、私は自分にはもっと知識が必要であり、また自分の思考を明晰にしなければならないと悟り、私は再び学校へ通うようになった。

短期間臨床の看護師長をしたり、ある大学の看護基礎教育課程で教えたりはしたが、私はその後ずっとコロンビア大学の教育学部に籍を置いた。最初は学生として、後には教師として20年間をそこで過ごしている。この期間に、私の看護の概念は変化したのではなく、むしろ明晰化された。それをもたらしてくれた人々や諸経験のすべてを確認するのは不可能に近いが、以下のことは心に留めておきたいと思っている。

スタックポール（Caroline Stackpole）は、健康は細胞周囲液を一定に保持することで維持できるとするクロード・ベルナール（Claude Bernard）の言葉を基本において生理学を教えた。構成単位に重きを置くこのやり方は、健康の諸原則間の関連性を私に教えてくれたのであり、それらはそのときまで私の頭のなかでばらばらに位置していたのであった。スタックポール女史は、学生が自分の疑問を晴らすまでけっして満足しないよき教師であった。微生物学者のブロードハースト(Jean Broadhurst)もこれと同じ考え方で教鞭をとっていた。この二人の恩師とコロンビア大学医学部の医学生のための生理学の実習とによって、私はケアと処置のあらゆる側面に対する分析的アプローチを学び取ったのである。このやり方は、医療処置が原因で起こってくる病理的現象(医原病)について今日の医師が書いている諸文献によって、一段と正当化されている[16)]。治療食に由来する栄養失調、ホルモン療法のための精神的ならびに生理学的危険状態、薬物による皮膚障害、コーチゾン投与に由来する種々の合併症などの報告に接するにつけ、"細胞周囲液のバランスが危うくなったのだ"と私はひそかに思う。この危険状態を認識してからというもの、私は看護の定義は生理学的平衡理論をふまえたものでなければならないと信ずるに至った。その結果、水分をとらせること、昏睡患者に何らかの方法で食事をさせること、また酸素欠乏を緩和すること、などの重要性がはっきりと理解できたのである。次いで、感情というものは細胞周囲液の化学的構成の変動に対する細胞反応の表出にほかならず、それは筋肉の緊張や心拍および呼吸率の変化、その他の反応を身体にもたらすものであることがわかると、感情の平衡が生理学的平衡と不可分な関係にあることが明らかになった。こうして私の思考のなかで心と身体とが一体となってとらえられるようになったのである。このときの生理学の学習によって、精神身体医学を受け入れ、その内容を看護に関連させるという方向づけがはっきり出てきた。身体

◉2 興味深いことには、この病院のティザ(Veronica B. Tizza)博士が1956年に次のように発表している。すなわち、それまでの10年間に、毎日子どもを訪れることを両親に奨励するような考え方が出てきており、また両親が住み込む試験的病棟ができている、というのである。

❖3 公衆衛生看護(public health nursing)という言葉をつくったリリアン・ウォルド(Lillian D. Wald、1867 ～ 1940)が1893年に設立した世界最初の看護師セツルメント。

❖4 看護教員としての若い日のヘンダーソンの奮闘ぶりは、ジェイムズ・P・スミスによる聞き書き『ヴァージニア・ヘンダーソン―90年のあゆみ』(小玉香津子，尾田葉子訳，日本看護協会出版会，1992)に詳しい。

と情動のバランスを理解するためには、細胞生理学から出発すべきであると、それ以来私は考えている。人間とアメーバはそれぞれある連続上の点なのである。[◉3]

コロンビア大学教育学部のソーンダイク(Edward Thorndike)博士の心理学の研究は、私が生物科学で学んだものに対応する心理学領域の総括あるいは定点とでもいうべきものを教えてくれた。“人間の基本的欲求”に関する博士の一連の研究、それにはわれわれが金銭と時間をいかに費やすかという調査も含まれているのであるが、その研究が私に、不健康とは楽ではない状態や生命への威嚇以上のものであると認識させたのである。健康を害した人間はしばしば逃避的な行動に出るが、逃避こそが満たされうる唯一の基本的欲求であるともいえるのである。大部分の病院では患者は自分の欲求どおりに食べることはできない。行動の自由も阻まれているし、プライバシーは侵害されている。奇妙な病衣を着せられてベッドに閉じ込められた患者は、叱られた子どものように自らを情けなく思わざるをえない。また患者は愛する者たちと引き離され、健康であった日々の娯楽のすべてが奪われ、仕事も奪われ、そしてしばしば自分よりも年下の、時によっては自分よりも知性や礼節の劣る人々に頼らざるをえないはめに置かれるのである。

このように入院という現象をとらえるようになってから、私は日常の看護のやり方、すなわち束縛というものに疑問を抱くに至ったのである。つまり、保護されたい、食べたい、コミュニケーションしたい、あるいは愛する者たちと共にいたい、また、賛同を得たり、支配したり、支配されたり、学んだり、働いたり、遊んだり、礼拝したり……の機会がほしい、といった個人の基本的欲求に相反するやり方に疑問をもったのである。言い換えれば、それ以来ずっと私は、患者それぞれの1日が、その人が健康であった日々とできるだけ違わないように保つことこそ、看護の目的であると考えている。すなわち医師の治療方針に反さない範囲内で患者に“生活の流れ”をそのまま続けさせるということである。

ある人が最も価値あるとしているもの、すなわち愛、賛同、収入の多い職業などからその人をあまりにも長期間引き離しておくとすると、それらから引き離されていること自体が、治療しようとしている病気よりも、その人にとって悪い影響を与えることがたびたびある。もしも人間に病気のときの自分の生活の完全なる転位、つまり自分と健康人との間の計り知れぬほど深い断層を恐れる気持ちがないとしたら、病気はもちろん、老いることさえもその恐ろしさを失ってしまうに違いない。

以上を悟った直後、私はいずれもニューヨーク市にある身体障害者施設およびベルビュー病院におけるディーヴァー(George G. Deaver)博士とその協力者である理学療法士たちの仕事をみた。彼らの仕事のなかに私は、かねてから積み重ねてきたさまざまな私の考えが生かされているのを見出したのである[18, 19]。リハビリテーション専門家の多大な努力の結果、患者の独立性が打ち立てられるのを私は知った。病院職員が知らず知らずのうちに患者から奪い取り、もしくは少なくとも患者にそれを保持させようと励ましもしなかった独

◉3 イエズス会の司祭であり、かつ科学者であるシャルダン(Pierre Teilhard de Chardin)はその著者『The Phenomenon of Man(人間という現象)』[17]のなかで、まったくこれと同様に、細胞の段階を超えて原子の段階にまでさかのぼれば、**あらゆる**物質は類似している、と主張している。彼は生命の最初の出現を探求して、地球の表面に"生物領域"—あるいは生細胞の層とでもいうべきもの—なるものが形成された"大変革"の瞬間に突きあたった。そこに出現した新しい分子配列は、われわれが"生命"と呼んでいるとらえどころのないものの本質をはじめて形あるものにした。私の解釈が正しければ、彼の説は人間の行為をすべて利己心に帰するような犬儒学派哲学(古代ギリシア哲学の一派。社会規範を蔑視し、自然に与えられたものだけで満足して生きる〈犬のような〉人生を理想とした。[『世界大百科事典 第2版』平凡社])的思考に対する歓迎すべき解毒剤である。彼はあらゆる物質のなかに、それを構成している要素の配列がより高度に、より複雑に、あるいはより完全にという方向に向かって動いていることをみつけている。彼にとっては、この普遍的な特性は、人間が動物とばかりでなく、いわゆる非生物とも類似していることを立証しているのである。彼の理論は彼に謙遜とあらゆる人々との融和とを求め、したがって彼の容貌はあのように鋭い美しさをもっているのだと私は思う。来るべき世代の科学者たちは、原子の研究を通して、過去の科学者たちが細胞の研究によって得たものよりもはるかに進んだ発見をするであろう。

［表1］
リハビリテーション期間中の身体障害者のための日常行動記録

施設名:コミュニティリハビリテーション センター

日常行動記録

患者氏名	Doe. John, Jr.
検査月日	1/9/1948
合計時間	1時間30分
検査者氏名	Ellen Diller

❻グラフの解説

検査			
時間内	黒		
2倍時間内	黒		
時間内および2倍の時間内ではない			
適用不能	(斜線)		
進歩			
時間内	赤		月 日
2倍時間内	赤		月 日
2倍時間内後に時間内	黒	赤	月 日
2倍時間内後に時間内	赤	赤	月 日 月 日

この日常行動記録は毎日の生活にさしつかえるような運動障害のあるあらゆる年齢の身体障害者のためのものである。これの目的は、日常の行動がどのくらいできるかという記録を出すことによって、リハビリテーション・プログラムの根拠を求めようとするところにある。この記録表は本人が医療および教育訓練を受けている全期間を通じて彼についてまわり、彼がベッドから職場へと移って自己の最高の進歩を遂げるまでを追求する。

⓫得点

1/9/48 54 第1回	2/14/48 61 第2回	3/14/48 68 第3回
4/15/48 92 第4回	5/15/48 97 第5回	6/23/48 100 第6回

❶ 分類	❷ 検査項目	❸ 許容時間	❹ 番号	❺ グラフ	❼ 記号	成績 ❽ 時間	❾ 月日	❿ 覚え書
XII. 移動・起立	公共の乗り物に乗る	交通機関	100	赤		計らない	6/23/48	
	模型道路を青信号で渡る	22″	99	赤		22″	6/9/48	
	床に寝ていてそこから立つ	1″	98	赤		10″	5/19/48	これは非常に彼を疲れさせた
	立位から臥位にうつる	1″	97	赤		4″	5/12/48	
	自動車から降りて立つ	1″	96	赤		28″	4/7/48	
IV. 衣服の着脱	ネクタイをしめる	1′	25					
	靴のボタンをかける、あるいは靴ひもを結ぶ	1′	24			24″		
	上二つを抜かして、衣服を着ける	15′	23			7′40″		
III. 入浴と身づくろい	髭剃りあるいは化粧をする(動作)	30″	22			30″		
	身体を洗う(動作)	30″	21			30″		
	歯をみがく(動作)	30″	20			30″		
	髪をとかす(動作)	30″	19			30″		
II. ベッド (トイレ＋ベッド)	ベッドで便器使用後の身体の清潔(動作)	10″	18			10″		
	ベッドで便器を外す	30″	17			4″		
	ベッドで便器を入れる	30″	16	赤		37″ 9″	2/10/48	これは難しかった。練習をする
	ベッドで、便器使用後のように衣類を直す	30″	15			11″		
	ベッドでこれから便器を使用するように衣類を整える	30″	14			10″		
	ベッドで尿器を使う(動作)	10″	13			10″		
	ベッドの上で坐位から臥位になる(倒れるのではなく)	10″	12			7″		

❶	❷	❸	❹	❺	❼	❽	❾	❿
分類	検査項目	許容時間	番号	グラフ	記号	成績		
						時間	月日	覚え書
II. ベッド	ベッドの上で臥位から坐位になる	30″	11	赤		59″ 15″	2/10/48	横向きに起きた。 腹筋が弱い
	ベッドの端から端へ移動する	30″	10			5″		
	左側臥位から仰臥位へ	20″	9		L⇒B	1″		
	腹臥位から左側臥位へ	20″	8		A⇒L	2″		
	左側臥位から腹臥位へ	20″	7		L⇒A	3″		
	仰臥位から左側臥位へ	20″	6		B⇒L	2″		
	右側臥位から仰臥位へ	20″	5	赤	R⇒B	1″	1/13/48	
	腹臥位から右側臥位へ	20″	4		A⇒R	2″		
	右側臥位から腹臥位へ	20″	3		R⇒A	3″		
	仰臥位から右側臥位へ	20″	2		B⇒R	1″		
I. 話す	話す	10″	1			10″		

❼記号の欄のマークは本書では省略した。

(Brown, M.E. : Daily activity inventory and progress record for those with atypical movement. Am J Occup Ther, 4 (5) : 195, 1950)

立性が患者に戻されるのをみたのである。患者の独立という目標に向かっての個人別のプログラムを強調し、また患者のニーズと進歩とを絶えず評価してゆくリハビリテーション専門家たちの仕事ぶりとその著書、これこそが他の何よりも強力に私の看護の概念を具体的にしてくれたのであった。1937年の全米看護教育連盟の基礎教育カリキュラムガイドの改訂には上記の考え方が反映されていると私は思うし、またそのとき以来、病人および身体障害者に対して、こうした考え方は、実際のサービスには反映されないまでも、言葉のうえでは看護のなかに確かに存在してきた[20]。

表1はリハビリテーションの目標を具体的に表したものである。ここに毎日の生活におけるさまざまな行動がリストアップされている。それぞれの項の空欄に、これらの行動がどれだけできるようになったかという患者の独立性獲得の度合いを医療チーム員が記入していくのである。この様式が使われているのをみてからは、私はその背後にひそむ目的を、看護という織物のなかに織り込んでいった。

1937年のカリキュラムガイドの作成、卒後教育臨床コースに関する全米看護教育連盟特別委員会の仕事、またブラウン女史の調査研究に伴う地域会議などへの参加は、上記のように発展していく看護の概念について私見を発表せざるをえないような立場に私を追い込んだ[21, 22]。しかしながら私が自分の考えを実地に行ってみたのは1940年代に入ってからであった。コロンビア大学教育学部が内科外科看護のユニークな（少なくとも当時はそうであった）上級コースを開始したときである。

この上級内科外科看護のコースがユニークであるといえるのは、まず患者中心であったということ、そして医学的診断や身体系統の疾病ではなく看護上の主要問題を中心に組み立てられていたこと、の二つによる。看護学校をすでに卒業した看護師である学生に、臨床実習を通して各自の能力を向上させる機会を提供するこのコースでは、学生はたとえば慢性疾患と闘う患者、手術前後の患者、隔離を必要とする感染症の患者、また乳房や脚を切断して気持ちを沈ませている患者などに対して、また時にはその家族に対して、援助活動を行った。これは歴史上最初に行われた高度臨床コースの一つであり、このコースを学ぶ学生は自分に割り当てられた患者を実際に看護し、看護クリニックを行い、かつ自分の受け持った患者のケアに関する看護外職員も含めたカンファレンスの運営もした。重点は総合的ケアというところに置かれており、病院の規則の許す限りフォローアップ・ケアにも手を伸ばしたのである。

この仕事の企画と教育活動とを私と共にしてくれたのはアダムス（Margaret Adams）、クリーブランド（Marion Cleveland）、ギルバード（Ruth Gilbert）、カーコッシュ（Marguerite Kakosh）、ネルソン（Katherine Nelson）、ライター[5]（Frances Reiter〔Kreuter〕）、サウス（Jean South）であった。これらの臨床的に有能な看護師諸姉や、ほとんどの者が豊かな経験をもち、かつ熟練者である学生たちと意見を交換するなかで、私は計り知れないほどのものを得た。1950年代にハーマー（Bertha Harmer）との共著である『看護の原理と実際』の第4版を改訂するにあたり、私はこうしていわばテスト済みの内容と看護独自の定義とを書くことができたのである[6]。

この頃から私は、精神科の看護師の書いたもの、特にチューダー（Gwen Tudor〔Will〕）とオーランド（Ida Orlando〔Pelletier〕）の書いたものを読んで、看護師が自分の頭のなかの解釈と患者とをそのつど照合しないならば、その患者のニーズを誤ってとらえて行動してしまいやすいと実感させられた[23, 24)]。オーランド女史はエール大学看護学部で『The Dynamic Nurse-Patient Relationship（ダイナミックな看護師-患者関係）』という書物を著したが、そこの教師陣は1959年に次のような試験的な看護の定義を発表している。すなわち、"看護師の第一義的な機能は、利用可能な、あるいは処方された健康法を患者が活用できるようにすることである"[25)]。エール大学の大学院課程における教育と研究の主たる目的は、"看護実践の本質と効果に関する系統的研究"である。ここの教師陣のたとえ全部とはいえないまでも大部分が、看護師の臨床経験を分析し、彼女の行ったことが患者にどのような効果をもたらしたかを確認することこそ、看護の理論化、一般化を進展させる方法であり、また看護師の行為の指針を作成する手はずであると信じている。オーランドの本には部分的な症例報告が並び、その一つひとつにつき、看護師が観察しているときの患者の行動、看護師が患者の表情や言動の真意をつかもうと努力をする患者と共有するであろう思考や感情、の実例が述べてある。オーランド女史は、自分のニードを看護師がどう解釈したかをすでに確認している患者の援助の必要に看護師はどう応えるか、また、患者の援助の必要が満たされたか否かによって自分の行った援助の効果を判断するにはどのようにすればよいか、を記述している。

ウィーデンバック（Ernestine Wiedenbach）は論文『Clinical Nursing：A Helping Art（臨床看護―ある援助技術）』のなかで、上記のような熟慮を要する看護過程

❖5 ライターの2論文、「The Nurse-Clinician（看護臨床家）」1966、「What is Good Nursing Care（よい看護ケアとは）」1957は現代社刊『看護学翻訳論文集1 看護の本質』に所収。ライター（クルーターと呼ばれることが多い）はまた、ジーン・ワトソンのケアリング理論形成を刺激した一人である。

❖6 現在第6版が出版されているこの数科書の第4版は、1939年に出版。ハーマーとの共著になっているが、ハーマーは当時すでに亡く、1937年の全米看護教育連盟のカリキュラムガイドをふまえて実際はヘンダーソンが一人で改訂した。第5版は1955年出版。第5版には1960年の『看護の基本となるもの』にある定義とまったく同じ定義が提示されている。

をより明確にしている[26)]。彼女もまた、仕事をする人の目標がその人のやり方に影響を与えること、および看護師の機能がいかにその人のもつ哲学に左右されるものであるかということを強調している。これらの書物およびエール大学看護学部の教師陣と学生の手になる多数の論文が、オーランド女史の主張、すなわち、最も効果的な看護は、患者行動の継続的観察と解釈、患者の援助の必要についての看護師の解釈の患者による確認、および確認をふまえた行為から成り立つとする主張、を補強していることを私はここで指摘しておきたい[27)]。教師陣の討議内容および彼女らの既出版もしくは未出版の研究論文は、私の看護の概念を今日のようなものにつくり上げるのに大いに役立った[❖7]。アブデラ（Faye Abdellah）による患者の隠された諸問題に関する研究は、上に述べてきた考え方に関連している。フィッツジェラルド（Helene Fitzgerald）がエール大学の学生と行った研究も同様である[28, 29)]。しかし残念ながら、私の思考に影響を与えた看護師諸姉の研究をすべてここに引用して記述することはとても不可能である。

1958年、私は国際看護師協会（ICN）の看護業務委員会から基本的看護についての小冊子を書いてほしいと依頼された。ここに、1961年にICNから出版された小冊子『Basic Principles of Nursing Care（看護の基本となるもの）』から、以下の看護の定義を引用する。これはハーマーと私の教科書の第5版にも同様に記述してあるもので、私の思考の結晶である。

> **看護師の独自の機能は、病人であれ健康人であれ各人が、健康あるいは健康の回復（あるいは平和な死）の一助となるような行動をするのを援助することである。その人が必要なだけの体力と意思力と知識とをもっていれば、これらの行動は他者の援助を得なくても可能であろう。この援助は、その人ができるだけ早く自立できるようにしむけるやり方で行う。**看護師の仕事のこの局面、看護師の機能のこの部分において看護師は主導権をもち、また支配する。この点で看護師は主人なのである。加えて看護師は、医者が立てた治療計画を患者が実施するのを助ける。また医療チームの一員として、健康の増進のため、あるいは疾病

からの回復のため、あるいは死の道の支えのための全体的な計画を組み、実行するにあたり、チームの他の人々を援助する。同様に彼らに助けてもらう。チームの誰もが、他のメンバーにやっかいな要求をもち出して、そのため誰かがその人独自の機能を遂行できなくなったりするようなことをしてはならない。また誰もが自分の専門の仕事にさしつかえるほど、非医療的な仕事、たとえば掃除をしたり、記録したり、綴じ込んだり、といった雑用にわずらわされるべきではない。チームの全員がその人(患者)を中心に考え、自分たちはみんな第一に患者に"力を貸す"のであると理解している必要がある。もしも患者が、彼のために組んだ計画を理解しなかったり、受け入れなかったり、また計画に参加しなかったりすると、医療チームの労力は大いに浪費されることとなる。患者が自分のことを自分でする、健康についての情報をみつける、あるいは指示された療法を実行もする、などを早くできるようになればなるほど、その結果はよいのである。

(中略)

体力や意思力あるいは知識が不足しているために、"完全な"、"無傷の"、あるいは"自立した"人間として欠けるところのある患者に対して、その足りない部分の担い手になる、という看護師の概念は狭いのではないかとみる向きもあるかもしれない。しかし、考えてみればみるほど、このように定義された看護師の機能は複雑なものであることがわかってくる。人の心と身体とが"完全である"あるいは"無傷である"ことがいかにまれであるかを考えてほしい。また、いったいどの程度まで健康は遺伝の問題なのであろうか、どの程度まで健康は学習で身につけられるのであろうか、といったことはいろいろと議論のあるところであるが、一般には、知能程度と教育程度とはその人の健康状態に比例している傾向があると認められている。それぞれの人間が"よい健康状態"を自分のものにするのが困難なことだとい

❖7 ヘンダーソンは1953年にエール大学看護学部に研究員として赴任した。当初はもっぱら看護関係文献の調査と研究に従事したが、やがて教授会メンバーとして、同僚のオーランド、ウィーデンバック、フロレンス・ウォルドらとともに"看護実践の本質と効果に関する系統的研究"に取り組むようになる。当時のエール大学看護学部の"仕事"と気風については『ヴァージニア・ヘンダーソン—90年のあゆみ』を参照してほしい。

> うなら、看護師がそれを手助けするのはさらに難しいことといえよう。ある意味において看護師は、自分の患者が何を欲しているかのみならず、生命を保持し、健康を取り戻すために何を必要としているかを知るために、彼の“皮膚の内側”に入り込まねばならない。看護師は時に、意識を失っている人の意識となり、自ら生命を断とうとする人に代わって生命の熱愛者として立ち、足を切断された人の足、光を失ったばかりの盲人の目、赤ん坊の移動の手だて、若い母親の知識と自信、身体が弱り果てて、あるいは引っ込み思案のために物が言えない人の“声”、となるのであり、まだまだこの続きはたくさんある[❖8][30)]。

看護師は診断したり、病気の治療法を指示したり、また予後を言い渡したりしない限り(なぜならこれらは医師の職務である)、独立した開業者であり、かつ独自に判断を下すことができ、また法的にもそうあるべきである、というのが私の主張である。しかし看護師は基本的看護ケアについては権威者である。私のいう基本的看護ケアとは、以下に記すような行動[◉4]に関して患者を援助すること、あるいはこれらを患者が助けなしに自分一人で行えるような状況をつくり出すこと、である。

1. 正常に呼吸する。
2. 適切な飲食をする。
3. 身体の老廃物を排泄する。
4. 身体の位置を動かし、またよい姿勢を保持する。
5. 睡眠と休息をとる。
6. 適当な衣類を選び、それを着たり脱いだりする。
7. 衣類の調節と環境の調整により体温を生理的範囲内に維持する。
8. 身体を清潔に保ち、身だしなみを整え、皮膚を保護する。
9. 環境のさまざまな危険を避け、また他人を傷害しないようにする。
10. 他者とのコミュニケーションをもち、情動、欲求、恐怖、意見などを表現する。
11. 自分の信仰に従って礼拝する。

12. 何かをやり遂げたという感じをもたらすような仕事をする。
13. 遊ぶ、あるいはさまざまな種類のレクリエーションに加わる。
14. 正常な発達および健康を導くような学習をし、発見をし、あるいは好奇心を満足させる、また利用可能な保健施設を活用する。

以上のような行動に関して患者を援助するにあたっては、看護師は生物科学と社会科学の知識、およびそれらを基礎とする諸技術を計り知れないほど必要とする。長期間昏睡状態にある患者に十分な栄養を与え続け、また口

◉4 人間の行動のこの一覧は、看護の評価に使えるというのが私の考えである。言い換えれば、患者がこれらの行動をどの程度自分でできるようになるまで看護師が援助したか、その程度がそのまま看護師の成功度を示すものなのである。患者の独立が不可能な場合は、患者が自分の限界もしくは避けることのできない死をどの程度受け入れるようになるまで看護師が援助をしたか、それが看護の評価を決定するはずである。これらの日常の行動に関して看護師がどのように患者を援助するのか、その方法についてはここでは触れないことにする。それについてはICNから出した小冊子『看護の基本となるもの』に簡単に述べてあるし、さらに詳しい解説は『看護の原理と実際』第5版を参照されたい。

❖8 看護師の役割についてのヘンダーソンのこの喩えのくだりは、コンスタンチノーブルの皇帝アレクシウス1世(1118年没)の娘アンナ・コムネーナ(1083 ～ 1148)が、父皇帝の伝記のなかで描写した患者ケアの様子とよく似ており、ギリシアの看護学者バシリキ・A・ラナラはそのことを、看護の根底を支えるキリスト教という観点から"暗示的である"と書いた。ラナラは、ヘンダーソンはアンナ・コムネーナの描写をおそらく知らないだろう、という(ラナラ, V.A.:看護の哲学と今日の看護の諸問題. インターナショナルナーシングレビュー, 18 (2):63-68, 1995)。なお、コムネーナの描写は以下のようであり、その周辺の史実ならびに解釈についてはルーシー・セーマー著(小玉香津子訳)『看護の歴史』, 医学書院, 1978を参照してほしい。
「(コンスタンチノーブルの旅人の家では)私自身のこの目で、若い女性に世話される老婦人、目の見える者に導かれる盲人、他の者の足によって歩む足を失った男、他の者の手に助けられる両手を失った男、血のつながりのない他人から乳をもらう親のない赤ん坊、たくましい男たちに助けられる中風患者などを見てきている。」

腔の清潔も保つ技術、あるいは、気が滅入って口をきかない精神病患者を援助して正常な人間関係を立て直させる技術、こうした技術より難しい技術はそうあるものではない。看護師以外の誰がこのような目標に向けて昼夜を問わず一心に献身できるだろうか。あるいは献身の気持ちをもっているであろうか。実際、あらゆる医療サービスのうち看護だけが連続性をもっているといえるのである。

このような看護師の独自の職務を私は複合サービスとみなす。名前を忘れたが、あるカナダの医師❖9が、二つのなくてはならぬもの、すなわちケア（看護師が行う）とキュア（医師が行う）とがある、といっていた。彼は“どちらがより崇高であるかは私にはわからない”と続けている。イギリスの医師ホールダー卿（Lord Horder）は、看護は医学の一部であるという[31]。『The Art of Treatment（治療術）』の著者であるハウストン（William R. Houston）博士は、ある事態にあっては看護ケアは唯一の既知の治療であると指摘する。彼は自分の著した教科書の1章を“主として看護ケアによって手当てされる”患者に関する記述にあてた◉5 [32]。

以上のような基本的な、また看護師の独自の職務を私は強調するが、といって看護師のもつ治療面での役割をないがしろにするつもりはない。多くの場合、看護師は医師の指示を行うに際して患者の主たる援助者であり、また看護師と患者の関係それ自体が治療的意義のあるものとなりうる。

保健医療活動全体を円グラフで表現してみよう。われわれが“チーム”と呼んでいるものを構成している人々が、グラフ上にいろいろな大きさの扇形で表現される。しかし私が主張したいのは、ある事態においてはチームのある種のメンバーは円グラフのなかにまったく表現されないこともありうるし、また、患者が直面している問題の内容や患者が自分でどの程度のことができるか、患者を助けるのにどのような職種の人を利用できるか、などによって扇形の面積は変わってくる、ということである。患者とその家族は**常時いくらかの面積を占める**が、病院の保育室にいる母親のいない新生児や意識不明の成人入院患者の場合は、その面積はごくわずかである。こうした場合の患者の生命はほぼ全面的に病院職員に依存しており、なかでも看護師への依存度が高い。これに対して、にきびのような皮膚疾患の青年で、ほかはまったく健康である場合は、患者と医師だけでチームをつくってしまい、したがって円グラフの主要面積はその二人だけで分けることになる。また整形外科領域の障害を有する歩行患者の場合であれば、グラフの大部分は理学療法士が占領するであろうし、切断手術をしてそれに適応する段階の患者の場合であれば、装具をつくり身体に合わせてくれる人が主要な部分を占めるに違いない。家庭で母親の手もとで療養している子どもの場合、あるいは子どもと一緒に母親も入院することを許可している場合は、母親の扇形が最も大きくなるはずである。このようにいろいろであるが、チームを構成するあらゆる職種のうち、患者と医師を除いては、看護師が扇形を占める度合いが最も高く、かつ彼らに次いで面積も大きい、と私は思う。**図1**、**図2**は看護師の役割の少ない場合と多い場合を示す。**図3**は同一患者について、ある時期は看護師の役割が主要であり、漸次それが他の職種の手に移されていき、ついには患者が独立性を得る経過を示している。

看護を論ずる場合、われわれはとかく健康の増進や疾病の予防と治療に重点を置きがちである。避けることのできない死について、また、死に伴う肉体の苦痛を緩和すべく、尊厳をもち勇気を出して死と向き合うべく、時には死を畏怖するも美しいものにさえすべく、患者を助けるにはどうしたらよいかについては、われわれはほとんど触れないでいる。

◉5　リディア・ホール（Lydia E. Hall）は、ニューヨークのモンテフィオーレ病院ローブセンター（Solomon and Betty Loeb Center, Montefiore Hospital）における、この点を例証するような経験を報告している。患者は主として看護ケアを必要とする故にそのセンターに入院するのである。医師は必要に応じて看護職員に呼ばれてやってくる。看護が主要な治療として認められているのである[33)]。

❖9　1970年にカナダのウエスタン・オンタリオ大学で行った講演「ヘルスケアは誰もの務め」（『ヴァージニア・ヘンダーソン論文集 増補版』所収）のなかでもヘンダーソンはこの発言に触れ、この医師をマックギル大学の教養学部長マッケイ（Ira A. Mackay）としている。

［**図1**］
看護師が主要な役割を担う症例

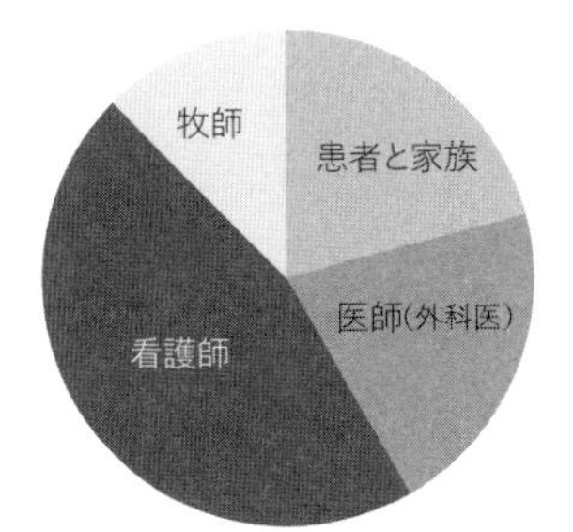

患者A:白内障の手術を
受けて第1日目の
理性的成人入院患者

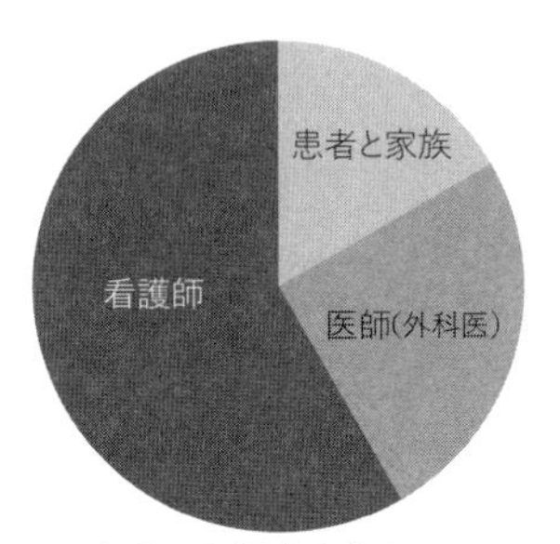

患者B:脳損傷を伴う
頭蓋骨骨折の手術を受けた
昏睡状態の入院患者

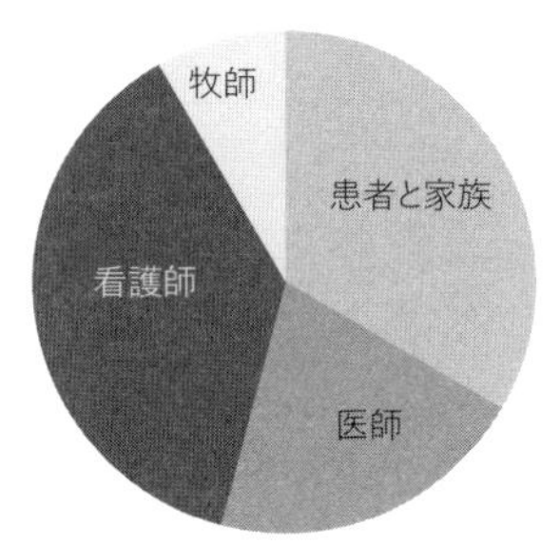

患者C:急性心不全で
入院している学齢の少女

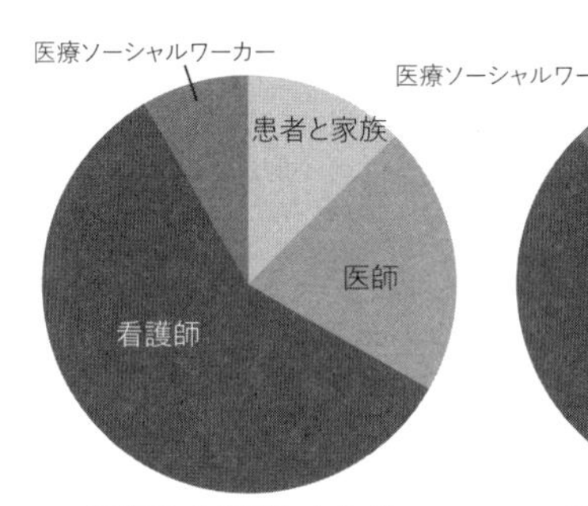

患者D:父親がわからず
母親のいない
入院している新生児

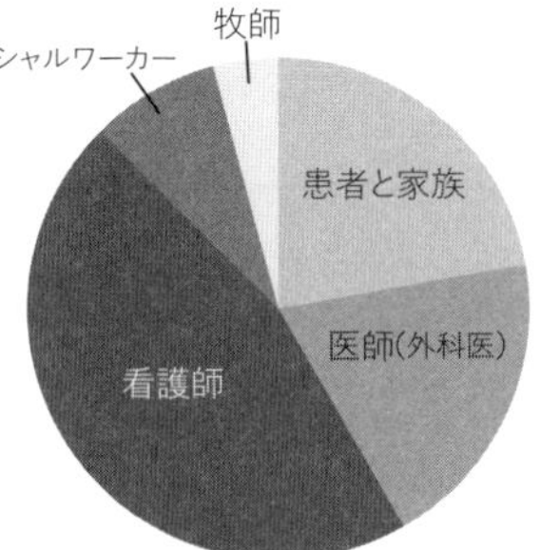

患者E:胴体部ギプスを
はめた分別盛りの
理性的な女性入院患者

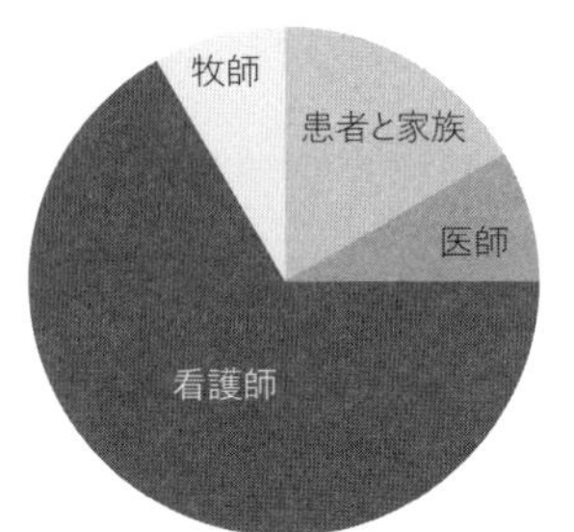

患者F:ナーシングホームに
暮らす見当識のない
高齢男性

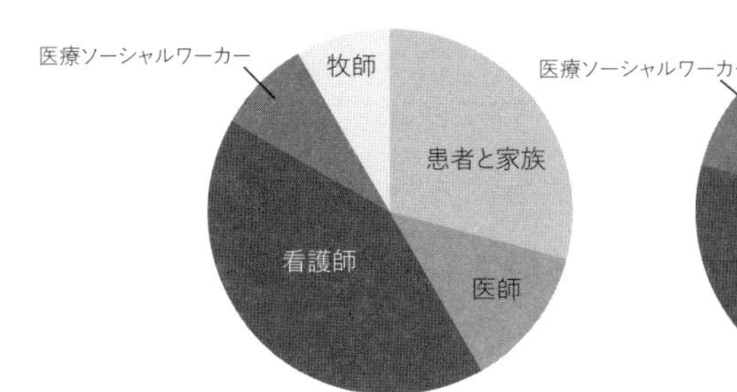

患者G:一人暮らしの
気の滅入っている未婚の母親。
約束どおり通院しないため
精神科クリニックが
訪問看護師協会へ紹介した

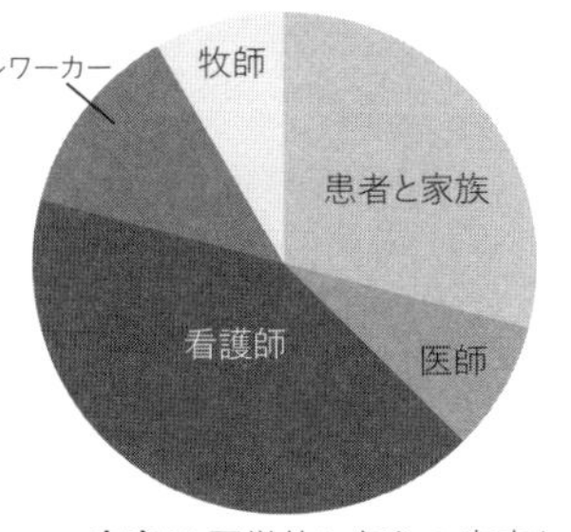

患者H:医学的に何らの疾病も
見出せない1歳の乳児。
“発育が悪い”というので
訪問看護師協会に
紹介されてきた

［**図2**］
看護師の役割があまりない症例
*患者ケアにあたる看護師以外の人々すべてを利用できるものと仮定して

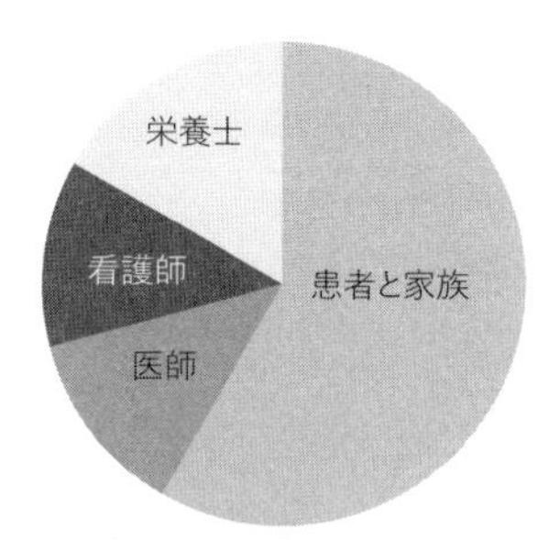

患者I:肥満症のため
クリニックで治療中の
理性的青年

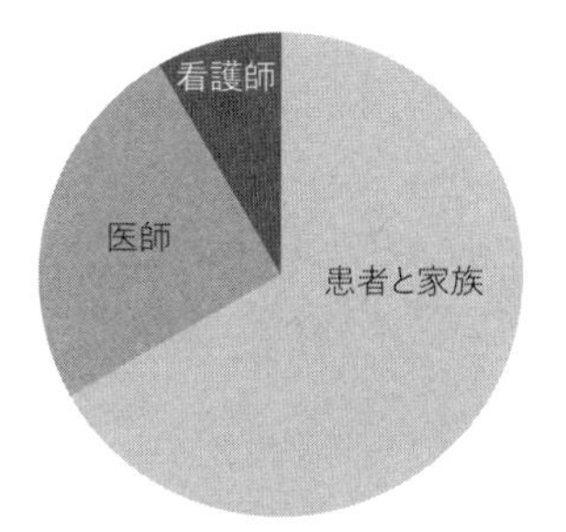

患者J:開業医のもとで
にきびを治療中の
理性的な思春期の少女

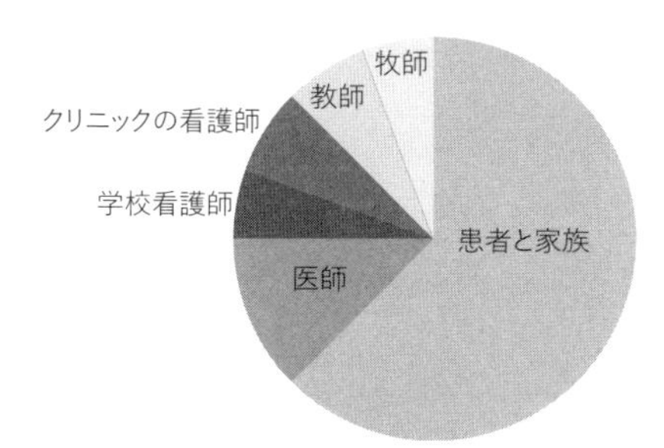

患者K:精神保健クリニックで
治療中のノイローゼ兆候の
ある10歳の少年

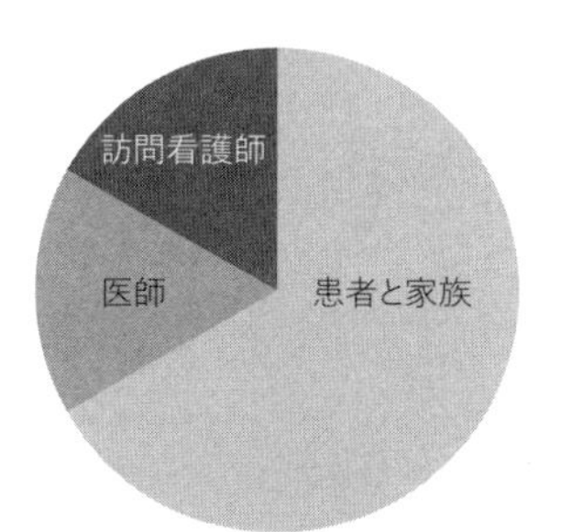

患者L:家庭で生まれ
両親兄弟共に健在の
正常な女子新生児

人類学者やその他のヨーロッパ文化批判者は、われわれが老年と死に関して考えたり見たりするのを避けようとしがちであるという。事実われわれは若さを賛美し、年をとったしるしはできるだけ長く隠しておこうとする。アメリカでは老人が一人でやっていけなくなると、彼をナーシングホームへ押し込んでしまうようである。ホームと名がついてはいるものの家庭的な色彩はほとんどなく、私がここで述べてきたような看護もほとんど行われていない場所である。平均的なナーシングホームにおけるそうした保護管理的ケアは国家の不面目にほかならない。

ソーンダース[❖10]博士(Cecily Saunders)とロンドンの病院における彼女の仕事につ

［**図3**］
片足を切断した青年患者の場合、リハビリテーションが進むにつれて
看護師の役割がどのように減っていくかを示す例

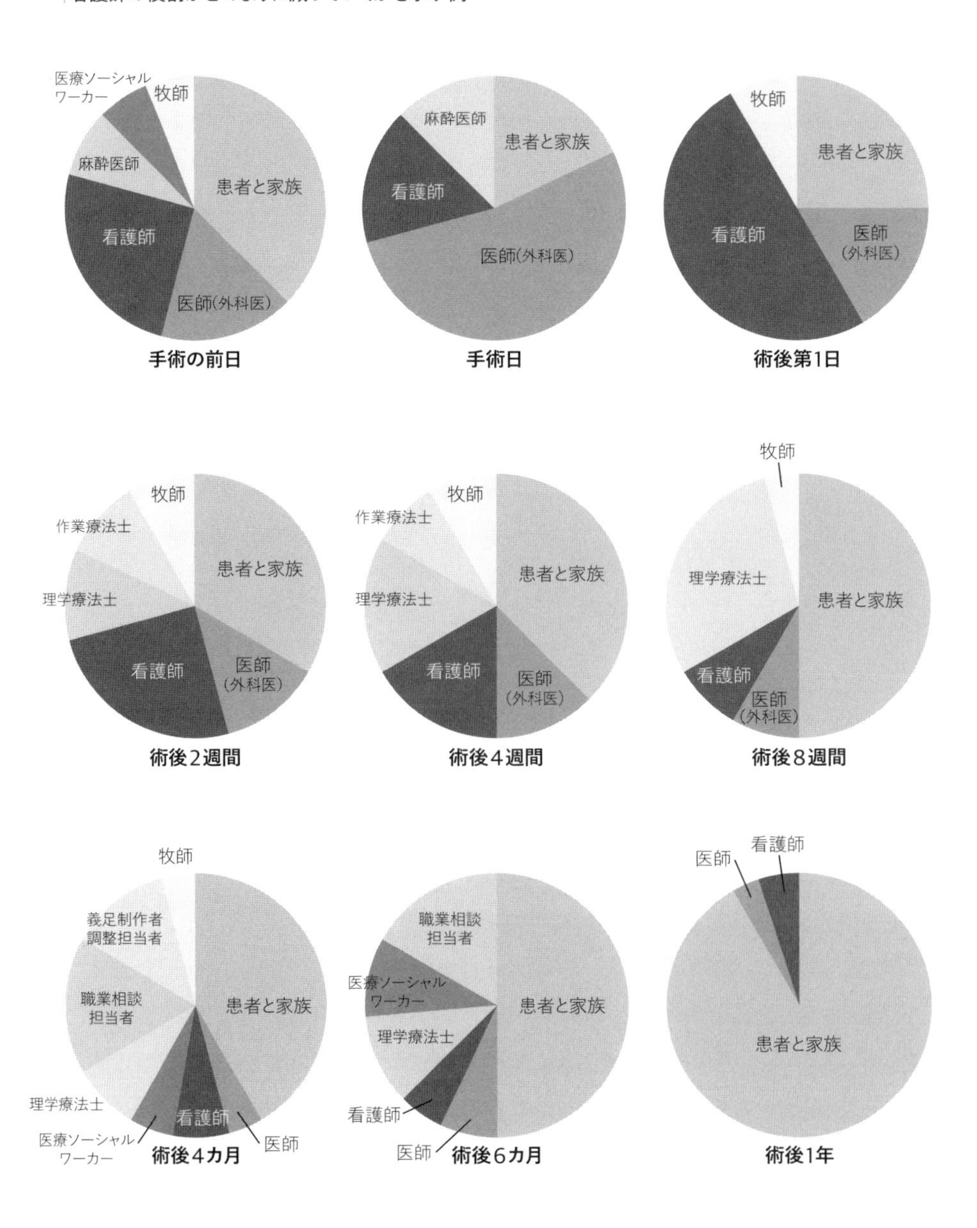

いて、彼女が滞米したときの発言を聞いていない人のためにここで言及しておきたい[34-36]。おそらく彼女が医師であると同時に看護師であり、また医療ソーシャルワーカーであるためであろうが、彼女はがん患者の終末期のケアについて、注目に値する方法を開発したのである。彼女の施設には楽しげな、もしくは諸感覚を楽しませるような環境がつくり出されている。さらに特別なことには、彼女は、死に直面した患者の感情面を支え、また昏睡や興奮状態もしくは薬物耽溺による人格の変容を伴わずに患者の疼痛を制御することができるようにしたのである。彼女は、ある患者が食事をしたり病室やテラスのイスに腰掛けていたり、編み物をしていたり、何かゲームをしていたりする写真を次々と見せてから、何気なく「この人はこの3日後には亡くなりました」と話すのである。あるいは「この次の日に安らかに眠りました」と言うのである。ソーンダース博士はニューヘブンで医学生、医師および看護師の大聴衆を前にして講演して以来、不動の人気を獲得した[◉6]。看護師と医師とが文字どおり一人の人間のなかに存在するのでなければ、両者の全力を合わせての終末期ケアの開発ができないというのではあまりにも残念である。しかし、医師が疼痛や昏睡を最小限に抑えるような処方をしてくれるにしろ、くれ

◉6　ソーンダース博士は、患者が安心しているように、あるいは平和的な気分でいるようにみえるのは、病院のいろいろな職員、しかし特には宗教的な看護組織に属する看護師たちの力によるところが大きい、と常に言っている。

❖10 (p.47)　シシリー・ソーンダースとその仕事については、シャーリー・ドゥブレイほか著（若林一美監訳）『近代ホスピス運動の創始者 シシリー・ソンダース 増補新装版』，日本看護協会出版会，2016に詳しい。ソーンダース博士がニューヘブンのエール大学で講演したのは1963年、その直後から同大学看護学部長であったフロレンス・ウォルドらを中心に、コネチカット州にアメリカ最初のホスピスを設立する運動が始まった。1969年、エリザベス・キューブラー・ロスが『死ぬ瞬間』を発表。この本によって多くのアメリカ人が、終末期疾患の医療についてそれまで抱いていた漠然としてまとまりのない脅迫感や不満感に焦点を合わせて考えることができるようになった。コネチカット州ホスピス法人は1971年に発足。

ないにしろ、看護師はどこにあっても、死が起こりつつある場面を、支持的で、また美しいものとするために、相当のことができるはずである。看護師は看護技術を用いて患者の苦痛を緩和できるし、実直に、また激励する気持ちで患者と共に死に直面し、その孤独感をやわらげることもできるのである。もしも看護師が患者と同じ信仰をもっているのであれば、彼のそれをいっそう強めることもできよう。しかしいずれにしても、看護師は患者が自分の選んだ宗派の牧師から、自分が欲し、かつ必要とする援助を受けるのを確かめることができるのである。

要約すれば、私は、看護とは第一義的には患者が日常の行動をするうえで、また医師に指示された治療法を実行していくうえで、知識、意思あるいは体力の点で不足のあるところを満たすことによって彼を補うことである、と考えている。

追記　私の看護の概念の形成過程

1966年このかた、医療処置の性質は大いに変わり、また医師**ならびに**看護師が使う技術はたいそう急速に進歩してきたので、もし私が今ヘルスサービスについて書くとしたら、私の看護の概念はそうした変化のいくぶんかを間違いなく反映するだろう。医療処置は技術的に一段と複雑になっただけでなく、アメリカ合衆国においては、以前よりもはるかに多大な費用がかかるようになった。これは病院サービスについて特にいえることであり、その結果、病院サービスの期間は減らされ、ホームケアにいよいよ力が入れられるようになっている。

看護ケアのコスト―あらゆるヘルスケアのそれも―はあまりにも増大して、他の考慮すべき事柄を踏みつけにするほどである。このことについてコメントするに足るほど私は情報を入手していないと思うものの、病院の所有権がことの実際に影響を及ぼしている、と私は考える。もうけるために経営される病院は、収益に左右されるのではなく、治療成果によって世に知られ、それに重きを置く病院とは違った行き方をとる。

アメリカでは国民総生産の12%以上がヘルスケアに使われる。この支出は世界中どこをみても類のない大きさである。たとえば日本は、アメリカの約半分を使い、寿命、母子保健、心疾患による死亡について、アメリカが公言できるよりも優れた統計値をもっている。

たぶん、南アフリカを除いてであるが、全国民が利用可能な、税金に支えられた健康保険をもたない唯一の工業化国として、アメリカはしばしば引き合いに出される。高齢者と貧困者のニーズに配慮してつくられたメディケアとメディケイドは、共にあまりにも誤用がひどく、それぞれの目的を達成できないでいるところがある。

軍の職員および政府雇用者は、一般に税金に支えられたヘルスケアを受けることができる。私が今日のヘルスケアについて言うなり書くなりするなら、このことは誰にも通用すべきだと私が思っていることが、聴衆や読者の頭のなかに残るようにするだろう。1966年の時点では私は、ヘルスケアのこの欠くことのできない原則を全国民に提供することに関してアメリカがいかに異常であるか、よく知らなかった。税金に支えられるヘルスケアの利用可能性が高まっていくのでなければ、看護師たちは私の“看護の概念”が意味するケアを行うのは不可能であると気づくだろう、と今、私は思う。もし現在書くなら、私は万人共通に利用可能なケアということと、人々が自らの援助の必要を知り、かつ必要なことを自分で効果的に行うよう教育することとをもっと強調したい。ヘルスケアは**政治的**な問題であることを私は強調したいのである。

現在、私は看護師の役割を、“プライマリー・ヘルスケア”の供給者、ちょうど産科医のいないときの助産師の職務のように、医師が手近にいないときには診断し治療する者、とみなす。看護師は明日の一般開業医ではないだろうか。このことから私はまた、医師と看護師ばかりでなく、あらゆるヘルスケア職者がケア提供の責任を、特にサービスが行き届かないでいる地域におけるそれを、**共有する**度合いを強調する。

今書くとしたら、私は、1966年に書いたときよりも、健康記録および、それを作成し、また活用することにおけるヘルスケア消費者と提供者の役割に重点を置く。軍の職員がもっているように国民の誰もが自分の健康記録をもつことを私は提唱する。今日では長々しい診療記録はたった一つのマイクロチップに収めて他の重要記録と共に保存できる。

死が避けられないときに人々が“よき死”を自分のものとするように助けるにあたっての看護師の役割について、私は1966年には言及しなかったが、今なら生命がその有用な期間を越えて長びくことの問題をもっと強調するだろう。“死ぬ権利”や尊厳死という問題を家族および当の患者と共に追究することの重要性がますます看護ケアの一部となっている。ホスピスならびにホスピスが代表する終末期ケアの方法の発達は、あらゆる施設と状況における死にゆく患者のケアについての考え方に影響を及ぼしてきており、これは1966年以来のある変化を間違いなく反映するものである。

引用文献

1) Goodrich, A.W. : The Social and Ethical Significance of Nursing. The Macmillan Co., New York, 1932, p.401.

2) Barnes, E. : People in Hospital. The Macmillan Co., London, 1961, p.155.

3) de Hartog, J. : The Hospital. Atheneum, New York, 1964, p.337.

4) Brown, E.L. : Newer Dimensions of Patient Care. Part I The Use of the Hospital for Therapeutic Purposes. Russell Sage Foundation, New York, 1961, p.159.
小林冨美栄，宇川和子訳：患者ケアの問題点と新しい方向 I 環境を治療に役だてるために．医学書院，1967.

5) Brown, E.L. : Newer Dimensions of Patient Care. Part II Improving Staff Motivation and Competence in the General Hospital. Russell Sage Foundation, New York, 1962, p.195.
小林冨美栄，宇川和子訳：患者ケアの問題点と新しい方向 II モチベーションと能力を向上するために．医学書院，1966.

6) Brown, E.L. : Newer Dimensions of Patient Care. Part III Patients as People. Russell Sage Foundation, New York, 1964, p.163.
小林冨美栄，宇川和子訳：患者ケアの問題点と新しい方向 III 患者を全人的に世話するために．医学書院，1967.

7) Jones, M. : A Therapeutic Community. A New Treatment Method in Psychiatry. Basic Books, New York, 1956, p.186.

8) Greenblatt, M. : From Custodial to Therapeutic Patient Care. Russell Sage Foundation, New York, 1955, p.497.

9) Weiskotten, H.G. : The present and future status of the hospital phase of medical education. J Med Ed, 38 : 737, 1963.

10) National League of Nursing Education and National of Organization for Public Health Nursing, Joint Committee on Integration of the Social and Health Aspects of Nursing in the Basic Curriculum: Bibliography on Social and Health Aspects of Nursing in the Basic Curriculum. The Committee, New York, 1950, p.14.

11) World Health Organization : Training the Physician for Family Practice. Technical Report Series No. 257, The Organization, Geneva, 1963, p.39.

12) Snoke, P.S., Weinerman, E.R. : An annotated bibliography on comprehensive care programs in University Medical Centers. Yale University School of Medicine, New Haven, Conn.

13) Schwartz, D. et al. : The nurse, social worker and medical student in a comprehensive care program. Am J Nurs, 58 : 39, 1958.

14) Schwartz, D. et al. : Interim report on a study, of nursing needs of chronically ill ambulatory patients, over the age of 60, in a general med-

ical clinic. The Cornell-New York Hospital Medical Center, New York Research Memorandum No.10, series B, 1960, p.10.

15) Crew, F.A.E. : Nursing as a national service. The second revolution. Nurs Times, 51 : 483, 1955.
*出典はNotes on Hospitals, 1863. 湯槇ます監修：ナイチンゲール著作集 第2巻. 現代社, 1974.

16) Spain, D.M. : The Complications of Modern Medical Practices: A Treatise on Iatrogenic Diseases. Grune & Stratton, New York, 1963, p.342.

17) de Chardin, P.T. : The Phenomenon of Man. Harper and Brothers, New York, 1959, p.318.

18) Severdlik, S.S. et al. : Fifty years of progress in physical medicine and rehabilitation in New York State. NY J Med, 51 : 90, 1951.

19) Buchwald, E. (in collaboration with Rusk, H.A., Deaver, G.G., Covelt, D.A.) : Physical Medicine for Daily Living. McGrew-Hill Book Co., New York, 1952, p.183.

20) Williams, M.E. : The patient profile. Nurs Res, 9 : 122, 1960.

21) National League of Nursing Education. Special Committee on Postgraduate Clinical Courses (Porter, E.K. chairman) : Courses in Clinical Nursing for Graduate Nurses. Basic Assumptions and Guiding Principles. Basic Courses. Advanced Courses. The League, New York, 1945, p.12.

22) National League of Nursing Education : A Curriculum Guide for Schools of Nursing. The League, New York, 1937, p.689.

23) Tudor, G.E. : A sociopsychiatric nursing approach to intervention in a problem of mutual withdrawal on a mental hospital ward. Psychiatry, 15: 193, 1952.

24) Orlando, I.J. : The Dynamic Nurse-Patient Relationship: Function, Process and Principles. G.P. Putnam's Sons, New York, 1961, p.91.
稲田八重子訳：看護の探究―ダイナミックな人間関係をもとにした方法. メヂカルフレンド社, 1964.

25) Yale University School of Nursing : Self-Evaluating Report of Yale University School of Nursing. The School, New Haven, 1964, various paging.

26) Wiedenbach, E. : Clinical Nursing: A Helping Art. Springer Publishing Co., New York, 1964, p.118.
外口玉子, 池田明子訳：臨床看護の本質―患者援助の技術. 現代社, 1969.

27) Dumas, R. et al. : Validating a theory of nursing practice. Am J Nurs, 63: 52, 1963.

28) Abdellah, F. : Methods of identifying covert aspects of nursing. Nurs Res, 60 : 4, 1957.

29) Hathaway, J.S., Fitzgerald, H. : A new dimension to the nurse's role. Nurs Outlook, 10 : 535, 1962.

30) Henderson, V. : Basic Principles of Nursing Care. International Council of Nurses, London, 1961, p.42.
湯槇ます，小玉香津子訳：看護の基本となるもの（再新装版）．日本看護協会出版会，2016.

31) Nursing. Nurs Times, 49 : 1049, 1953.

32) Houston, W.R. : The Art of Treatment. The Macmillan Co., New York, 1936, p.744.

33) Hall, L.E. : Project Report, The Solomon and Betty Loeb Center at Montefire Hospital. The Center, New York, 1960, p.80.

34) Saunders, C. : Should the patient know? Nurs Times, 55 : 954, 1959.

35) Saunders, C. : Control of pain in terminal cancer. Nurs Times, 55 : 1031, 1959.

36) Saunders, C. : Mental distress in the dying. Nurs Times, 55 : 1067, 1959.

看護の概念と看護実践

患者の意思、知識あるいは体力に不足がある場合にそれを補うのが自分であると認識している看護師ならば、以上で述べてきたように、彼を知り、彼を理解し、“彼の皮膚の内側に入り込む”努力をするだろう。この、相手の身になるというプロセスは、どのような場合にせよ難しく、めったに成功しない。それをするためには相手の言葉によく耳を傾け、また言葉以外の動作に絶えず観察の目を注ぎ、それを解釈しなければならない。また、相手の身になって考えるためには、看護師は自分自身をよく理解する必要があり、さらに患者のニードに専念しようとする自分の気持ちや、患者のニードに役立つ対応を妨げるような感情を認識している必要がある。すなわち看護師は、自分の感情や思考のうち、患者との間の**相互**理解を発展させるようなものを選択して表現する自発性を求められるのである。

患者の立場に自らを置こうと努力するとき、看護師は人間行動の底にひそむ一般原則についてのきわめて広く深い知識、および種々の文化と社会的立場をもつ人々についての特定の知識を活用する。グッドリッチ女史は後者の知識を“社会的に経験”されるものとみなし、それを非常に重視した。

ここで論じてきたような看護の定義が暗示する看護師は、患者の言うことのすべてを言葉どおりにはとらない。たとえば「ご気分はいかがですか？」という問いに誠実に答える人は少ないと実感している。問いかけた人の関心がどれほどかを疑う人は、「とてもいい」とか、「大丈夫」、あるいは「申し分ない」と答える。それでその会話は終わりになるからである。まじめな気持ちで患者の立場に立って考え、そうした答えの本当に意味するところを知りたい、あるいはその答えを信じかねる理由を知りたいと思う看護師は、「とてもいいって、そうかしら、何かご気分悪そうにみえるけど」と重ねて話しかける。ある患者はこう聞かれて、次のように答えた。「実を申せば**身体のほうは**何ともないのですが、この病院では熱いコーヒーが飲めないので**気が狂いそう**です。」この種の些細なことは扱いやすいし、患者のそうした要求は比較的簡単に満たすことができる。これに対していま一つの別の例は、次のようなこともありえるということを考えさせるもので、より深刻な重要な問題を提示している。すなわち医療職員は、自分たちが患者に心を寄せており、いつでも援助できる態勢にあるということを患者に納得させようと努めなくても、患者は自分の欲求、恐怖、不安を表現するであろう、と想定してしまうことがありえるのである。ある青年であったが、外科手術の後、これといって注目すべき症状もない平穏な回復期を迎えていた。若い看護師がかなり自慢めいた態度でこの患者と看護面談をし、そのことを告げた。しかし患者はこう言ったのである。「手術の次の朝、僕が何を考えていたか、あなたはわからなかったんだ。あれは虚勢ですよ。手術前にいた大部屋から看護師詰所の隣のこの病室へ移されるなんて、誰も話してくれなかったではありませんか。自分はじきに死ぬからこんなところに入れられたんだと一晩中苦しみ考えていましたよ。私は『ニューヨーカー』なんか本当は読んじゃいませんでしたよ。目の前に広げていただけです。」この事例では誤ちを取り返しようもない。看護スタッフは患者の行為の真の意味をつかむ機会をすでになくしてしまったし、患者の必要とした援助を今さら与えることもできない。

感情移入ということ、あるいは他人を援助する形の人間関係を育てていくプロセスについては多くの書物が出されている。精神分析学者たちは自分たちの仕事を成功させるためにはこの人間関係を頼みとしており、彼らのそうした仕事のやり方は医学文献全体、さらに数多くの現代の小説などにまで影響したのであった。意識の流れ小説[❖1]は、人間の考えていることと、している

訳者による注釈

❖1 Stream-of-Consciousness Novel。“意識の流れ”は、アメリカの哲学者ウィリアム・ジェイムズ（1842 ～ 1910）が著者『Principles of Psychology』のなかでアイルランドの小説家ジェームズ・ジョイス（1882 ～ 1941）の手法を指して創り出したフレーズ。目覚めている心の思いの流れを書くというような意味であったが、現在ではもっと幅広く、小説中の人物が言葉にしない思いや感情を物語ふうに書く方法を意味する。客観的な記述や会話体に頼らない。ジョイスからドロシー・リチャードソンやヴァージニア・ウルフ（いずれもイギリスの女流作家）、マルセル・プルーストなどに受け継がれた。かつてはアバンギャルドであったこの手法も、今では一般に親しまれるものとなっている。（以上の内容は主として Margaret Drabble編『The Oxford Companion to English Literature』による）

こととを対照しようとする一つの試みである。[◉1] カール・ロジャーズ・スクールのカウンセラーたちは、行動のうちにひそみ、かつ意識にものぼらないその動機を探り当てるのにさまざまの技術を使いこなしている。[❖2]

私は何も看護師に精神分析学者やガイダンスの熟練者になれと言っているのではない。しかしながら、医学および看護の優れた実践家たちは、時代を問わず、熟慮の結果あるいは直観的に、今日の精神療法家が組織的に開発してきた方法のいくつかを活用していたに違いない、と私は考える。現代の看護師は人間というものについての体系化された知識を利用できるのであるから、幸せである。

この小論のような限られた紙数では、細部にわたって論題の一つひとつを掘り下げることはとてもできない。しかしながら、看護師が患者を理解するうえで役立つように、分析的、かつ"よくよく考える"研究の進め方をした看護師諸姉の書いたものを勉強するように、とだけはお勧めしておこう。バーネット(Florence Burnett)やグリーンヒル(Maurice Greenhill)の著作などはその一例である[1)]。また私は、アブデラの行った患者のもつ私的な、あるいは隠された問題に関する研究、およびチューダーによる、患者と医療職員との間に互いに殻に閉じこもって対立している事態があったときの看護師の効果的な介入に関する詳細な報告、にかねて注目してきた。あらゆる看護に特に応用できるものとしては、オーランドとウィーデンバックによる患者と看護師の相互関係についての記述を重視したい。彼女らは一つひとつの事例について、看護師は何を観察し、どう考え、どう感じ、その思考あるいは感情を反映してどう発言し、行動したか、また、患者はそれにどう応えたか、自分のもっている問題あるいはニーズについての看護師の解釈をどう肯定あるいは否定したか、そして最終的には、患者が自分の問題を解決したりニーズを満たしたりするにあたっての看護師の援助活動の成果を看護師自身がどのように評価しているか、などを明確に記述している。

患者それぞれを理解し、援助したいと思う看護師であれば、患者の友人や家族と顔を合わせ、語り合う機会を歓迎するはずである。場合によっては、成人であれば職場にいる姿、子どもであれば学校にいるところを観察する必要も生じる。患者の病気の原因をつかもうとするとき、患者に独立性を取り戻させようとするとき、また再発を予防するときなど、総合的ケアのなかのこれらの時点すべてに関与する看護師としては、患者のまわりにいる人々と共に、またその人々を頼って仕事をしなければならない。**とりわけ重大な看護師の役割は、家族のだれかれに対して、患者がその人に何を欲しているかを理解できるように援助することである。**

どのような事態においても患者を補強し、補足する看護師は、p.42に列挙したようなことのすべてを患者がなし遂げられるように援助をするはずである。すなわち看護師は、患者本人とその家族（家族にかかわりのある場合）および保健医療チームの他の人々と協同して、幅広い領域にわたる人間欲求を満たすような患者個別の計画、あるいは日課となる養生法をつくり上げる。看護師は、たとえば住居とか衛生設備、1日3回の食事、医師の指示にもとづ

原著の注釈

◉1 ウーダム・スミス（Cecil Woodham Smith）のフロレンス・ナイチンゲールの伝記が非常に興味深いのは、一つには、ナイチンゲールが自分自身に向けて書いた手記をたくさん使っているからである。これを読むと、人々がナイチンゲールをどうみていたかということと同時に、ナイチンゲール自身が自分をどうみていたかということも、われわれにわかるのである。ナイチンゲールはそれらの手記のなかに自己を現している。

❖2 カール・R・ロジャースとその同僚は、“来談者中心療法”と呼ぶ考え方のもとにカウンセリングを行い、その方法を発展させていった。彼らの考え方の前提は「人間は自分の心理的不適応の諸要因を意識のうえで経験する能力をもっていること、人間は自己の概念を全経験と一致させるように絶えず指向していく傾向をもっていること、そして人間はこれらの能力や傾向が覆い隠されていても（この状態を人はクライエントと呼ぶ）、ある限定された人間関係の状況や条件が備わっているならば、これらの隠された力は解放されていく」ことである。ここからカウンセラーには「クライエントと心理的に接触していること、その関係のなかで自らは真実であり全体的に統合していること、クライエントに対して受容を経験し、さらにクライエントの内的枠組について共感的な理解を経験していること」が求められる。（東洋ほか編：心理用語の基礎知識，有斐閣，1973，p.387-388から引用）

く処置などの点について、かろうじて必須条件を満たしているにすぎない程度の援助が患者に与えられるのでは満足しないであろう。**表2**はそのような1日の計画の一例である[◉2]。これとは別に長期の計画が、理想的には保健医療チームと患者およびその家族の協同によってつくられる。

看護師は患者が他者に依存して生活する間、そのニーズを満たすべく援助しようと努力すると同時に、患者のそうした依存期間をできるだけ短くしようと努める。患者の代わりに何かをする前に、この患者はそれのどの部分なら自分でできるかを看護師は自問する。患者がまったくそれができないのであれば、看護師は彼に欠けているのは何かを明らかにし、そのうえで、できるだけ速やかに患者がそれをするのに必要なだけの意思、体力、知識を増強していくように援助する。

言い換えると、こうした看護師に看護されるすべての患者のリハビリテーションは、看護師のその患者への最初のサービスのときから始まっている。この観点に立つならば、そしてもし看護師が幅広い能力を身につけていれば、看護師はリハビリテーションの主要な促進者たりえるのである[◉3]。こうした看護師は患者がどのくらい速やかに、あるいはどの程度まで日常生活に必要な行動を自分でできるようになるかによって、患者一人ひとりへの自分の看護の成功度を判断する。

実践している看護師のこの第一義的な職務は、当然のことながら医師の治療計画を助成するようなやり方で行われなければならない。すなわち看護師は医師の指示した処置を患者が実行するのを助け、あるいはまた自分で患者に対してその処置を行う。繰り返し言うが、患者が独力で何かをするように助けたり、動機づけたりするならば、看護師は一段と強い成功感をもつであろう。

全身衰弱や昏睡および回復の見込みのない病気の場合で、他者への依存と死とが避けられないとみなされるようなときは、看護師の目標は変わってくる。そのような場合、看護師は依然として必要欠くべからざる存在である。先にもそれとなく触れてきたが、この場合の看護師の目的は、どうしても他者に依存せざるをえない状態にある患者の尊厳が失われることのないように彼を保護することにある。まず、何が患者に身体的または精神的な安楽を与えるかに敏感になり、患者が必要としている人々を可能ならば探し出し、またその人々が患者に会えないことのないようにできるだけのことをする。私は『看護の原理と実際』の35章に、死に臨む患者の看護を取り上げている[2)]。詳細に触れる必要はないと思うが、先にも言及したソーンダース博士の書いたものは、どうにもならない疼痛のある患者のニーズについての理解を深めるうえで非常に私の役に立ったということだけはここに述べておきたい。麻酔薬を処方するのは全面的に医師の領分であるが、その処方された薬の扱い方いかんによって、患者にいくらかでも安楽を与えるか、それとも問題の薬物への耽溺症状をもたらしてしまうか、の差が出てくるのである。このことが動

◉2 ナイト(Gladys Nite)とウイリス(Frank N. Willis)は、『The Coronary Patient: Hospital Care and Rehabilitation』(The Macmillan Co., New York, 1964)という研究論文のなかに、入院中の患者のニーズを全領域にわたって考慮した対個別の看護計画をいくつも提示している。看護師のなかには、紙に書いた計画は柔軟性がない、つまり、患者のその時々の、また常に変化するニーズに応えそこなう、と考えて反対を表明している者もある。看護計画が絶えず修正され続けるという条件をふまえていないとすれば、確かにそうした危惧がある。しかしながら私が主張したいのは、わずかな例外はあるにせよ、たいていの人間は、健康なときも病気にかかっているときも生活の型もしくは設計をもっている、そしてそれを必要としている、ということである。もちろんそれは第一義的に本人のニーズに応えるべく用意されるものであるが、実際には、本人が現在属しているコミュニティの生活の型にも合致していなければならない。

◉3 この点を具体的にするために、対麻痺患者を対象とする、ある退役軍人局病院での経験をここに述べておきたい。私は並はずれて優れていると言われていたある主任看護師に会うため、ある病院へ連れていかれた。私がどんな点で彼女が特別なのかをたずねると、次のように教えられたのである。

彼女の病棟のほかに、同じような医療職員が勤務している同じような条件の病棟が五つあるが、これらの病棟の主任看護師たちに比べて、彼女はより速やかに患者を睡眠薬なしで眠らせるようにし、尿失禁から回復させ、寝たきりから歩行へと導き、またレクリエーション活動に興味をもたせる、というのであった。

［表2］
ハミルトン夫人のためのケア計画
59歳、都心で働く図書館員、元大学教授の夫と暮らしている。娘とその家族は近くに住み、結婚した息子はヨーロッパにいる。現在、脳出血を起こして病床についてから第3週目。右腕と右脚に麻痺があり、言語障害がいくらかあるが、予後は良好である。

看護計画

氏名：Hamilton, Mrs., Esther　**科目**：C内科　**病歴番号**：856,239

時刻	月日 6-2-65							処置および看護ケア	ケアにあたっての注意事項
	2	3	4	5	6	7	8		
7:00	+	+						高低自在のベッド、中の空気圧を変えられるマットレス（交互加圧エアマット）使用。弾性ストッキング着用	失語症がいくらかみられ、ゆっくり話す。左手で書くことができる。話すにも動くにも急いではならない。夫人の滅入った気分および感情上の反応を受け入れること。夫人が何かをたずねたり、恐怖や希望を訴えたりするように励ます。
	+	+						水分摂取量（最低2,500mL）および排泄量を記録する	
	+	+						陽圧マスク（10分間）	
	+	+						便器を与える（皮膚の手当て）	
8:00	+	+						TPRおよび血圧測定	直腸体温計が不快な気分を起こさせるようである。滑剤をよく塗って細心の注意をはらいつつ挿入すること（患者には障害のないほうの腕および脚の運動をさせる）。患者が飲食するときには誤飲を予防するため坐位をとらせる。排便反射を刺激するために朝食前の水分摂取を推奨すること、食物が一方の手だけで食べられるようになっているかどうかに注意する。
	+	+						顔と手を清拭する	
	+	+						腕と脚を運動可能範囲いっぱいに動かす	
	+	+						口腔の清潔、コップ2杯の水分を与える	
	+	+						朝食（普通食）	
9:00	+	+						アルファーE サクシネイト200 I.U.	腰と肩にベルトを渡して、イスに掛けた身体を支持する。バスルームに患者と共に入ること。今回の出血は排便中に起こっているので緊張状態に気を配ること。シャワーを浴びると疲れすぎるようであれば、全身清拭を行う。
	+	+						Colace（浸潤性下剤）240mg	
	+	+						車イスに取りつけた便器に腰掛けさせて排便を促す	
	+	+						車イスでシャワーを浴びる	
10:00								ベッドで安静（ベッドは水平にする）	ベッドの体位を、時間をはかり、記録をして変換させる—仰臥位、側臥位、腹臥位、仰臥位、側臥位、腹臥位というように。腕を支え外転させ、高く置くために枕を使う。指の屈曲を予防するためにパッドを手にあてる。大腿の外旋を予防するために毛布などを巻いたものを用いる。尖足予防のために足板もしくは砂のうも使用。かかとはマットレスから離しておくこと。
11:00	+	+						便器を与える（皮膚の手当て）	理学療法科に連れていく前に、日常着の下に吸収性のある裏をつけたプラスチックのパンツを着けさせる。障害のないほうの腕で吊り輪を使う。
	+	+						陽圧マスク（10分間）。咳をする努力をさせる	
	+	+						理学療法科へ行く	
								再びベッドで安静（ベッドは水平にする）	
12:00	+							スピーチ・クリニックおよび家族保健相談部へ行かせる。そこの職員と共に、夫人ならびにその家族は家庭療養の計画を立てる	夫、娘、親友（Archer夫人）が毎日患者を見舞いに来る。夫人とその家族に退院に備えての準備をさせるため、これら見舞客の援助を受け入れ、またこの人たちを教育することに努める。
	+	+						血圧測定	

（夫人は室内が乱雑になっていると苦になるたちである。娘の話すところによると、夫人は家の中に病人のいる気配がすることや病人のにおいがあるのを日頃から嫌っているという）

時刻	月日 6-2-65							処置および看護ケア	ケアにあたっての注意事項
	2	3	4	5	6	7	8		
13:00	+	+						昼食：ベッドもしくは車イスに腰掛けて食べる	(家族の)訪問者に昼食時に来るよう勧める。その人が夫人に他の歩行患者と一緒に食堂で食事をするように勧めてくれるようはからう。坐位をとっている間に水分摂取を強く勧める。水を飲むこと、および摂取水分量を記録することについて患者が責任をもつようにしむける。
	+	+						口腔の清潔	
	+	+						便器を与える(皮膚の手当て)	
14:00								ベッドで安静(ベッドは水平にする)	静かで、涼しく、光をさえぎった部屋にして、できれば患者を眠らせる。足部が暖かいかどうか確かめること。ドアに睡眠中の札をかける。
								体位変換を頻繁に行う	
15:00	+							便器を与える(皮膚の手当て)	午前と同様、プラスチックのパンツを着けさせる。吸収性のある失禁パッドを患者の腰の下あたりに置き、シーツでカバーする。
	−	+						訓練に耐えられるようであれば理学療法科へ行かせる	
16:00								再びベッドで安静(ベッドは水平にする)	
	+	+						陽圧マスク(10分間)	
								咳をする努力をさせる	
17:00	+							便器を与える(皮膚の手当て)	車イスで庭に出られるまで回復したら、そこで短時間孫たちと会わせる。
	+	−						がまんできるようであればイスに腰掛けさせる	
	+	+						TPRと血圧測定	
18:00	+	+						夕食：ベッドもしくは車イスに腰掛けて食べる	午後10時までに水分をとるよう努力させる。それ以後、夜分は水を飲まなくてもよいようにする。
19:00	+	+						アルファー E サクシネイト200 I.U.	食物、飲料、体位、その他の節制で排便が平常に復し、規則的になったならば薬量を減らしていき、最終的にはColaceを中止する。
	+	+						Colace 240mg	
	+	+						総合ビタミン剤1カプセル	
20:00	+	+						便器を与える(皮膚の手当て)	家族が来ていれば何かを読んでもらう。 誰も来なければホールでテレビを観たり、ラジオを聴いたりするように勧める。
	−	+						がまんできるだけイスに腰掛けさせる	
	+	+						血圧測定	
21:00	+	+						陽圧マスク(10分間)	水分摂取量を確認し、指示どおり水分をとるように励ます。 大人は就寝時に軽い食事をする習慣がある。
								咳をする努力をさせる	
	+	+						プラムのジュースとクラッカー	
22:00	+	+						便器を与える	静かに、涼しく、かつ暗くして眠らせる。 足部が暖かいかどうか確認する。
	+	+						就寝時の洗顔、背部清拭およびマッサージ。シリコンローション、ベビー・パウダーあるいはAD軟膏を皮膚の状態に合わせて用いる	
23:00	+	+						弾性ストッキングを交換する	
								足にパウダーをつける	
24:00	+	+						便器を与える(皮膚の手当て)	
	+	+						血圧測定	
01:00									上記のようにして入眠をうながす。以後、夜分はケアのために目を覚まさせないこと。しかし、夫人が目を覚ましており、寝つかれないようであれば、便器を与えたり、体位を換えたり、時々腕や脚を動かすようにさせる。

機となってソーンダース博士は、麻薬を要求しない限り疼痛は治まらないという恐怖に患者を追い込んでしまうことが賢明かどうか、疑問を抱くのである。言い換えれば麻薬投与の指示の用い方に疑問をもつのである。

疼痛の本質およびそのコントロールについては、生理学者、心理学者および医師に伍して看護師も研究すべきである。こうした学者たちや医師よりはずっと連続的に患者の傍らにいる看護師は、まさにそれが理由で、疼痛の臨床的側面を研究するよい機会を手にしている。その二つの例であるが、ボックナック（Anne Bochnak）とライムス（Julina Rhymes）のそれぞれの研究は、探求心をもち、“熟慮する”態度で物事を扱い、かつ心底から患者を助けたいという気持ちを抱いている看護師は、患者が疼痛を訴えているときに疼痛以外の患者のニーズ、それが満たされればその疼痛は緩和するといったニーズをしばしばみつけ出すことができると示唆している[3, 4)]。薬物が過度に適用されることが非常に多いが、それは薬物があらゆる種類の心理的ならびに身体的苦痛を最も速く、しかも最も簡単にやわらげる方法であるからにほかならない。どのような文化的背景をもつ人々にとっても、手のほどこしようのない疼痛と死とにどのように向き合うかということはいつも一大問題である。自分がケアをしている患者一人ひとりをはっきりと識別しようとする看護師は、この問題にかかわりをもたずにはいられない[◉4]。

ある種の状況においては、看護師は自分が医師の役割をせざるをえないと判断するものである。たとえば住み込みの医師やインターンのいない病院や緊急事態の場合である。救急処置とは診断および治療があって成り立つものではあるが、ある種の状況では、知識をもつすべての市民がそれを行うことを期待される。兵士は、医学的訓練を受けた人が誰も傍らにいない場合、傷ついた同僚に静脈注射をするよう教えられているし、警官は分娩を介助する。

住み込みの医師のいない病院や事業所、および在宅看護サービス、学校などの場においては、そこでのサービスに関与する医師たちは、看護スタッフに医療業務を委譲するという、いざというときのための指示を出すはずである。そうした指示が書面になっていると関係者は動きやすいが、それは実際に事が起こったときに完全に彼らを保護するものではない。

看護師は保健医療チームの他の誰よりも医師の代役が務まるような教育を受けているからには、患者のためを考えて医師の役割を引き受けようという気になるだろう。しかしながら私の判断ではそれは、看護師の**本当の役割**ではない。医療業務を看護師がする場合、看護師は不十分な教育背景であえてそれを行うばかりでなく、看護師の第一義的な役割を全うすべき時間を犠牲にしているのである。そして看護師が医師の業務にくい込めば、必然的に看護本来の仕事は十分な教育的背景のない職員の手に渡されることになる。私に言わせれば、医療業務を他に委譲する必要のないほどの数の医師をつくるように社会的圧力が働くべきである（社会的圧力が驚くべき速さで看護師の数を増やしてきたのと同じように）。

これに関連して、今日、専門職看護師の業務時間をあまりにも多く費やしている調整、管理、教育という三つの機能についての疑問が生じてくる。もちろん看護師は看護サービスの管理者や看護の教師にふさわしいが、医療チームのサービスを看護師が調整すべきかどうかは疑問である。私などは、ニューヨークのメモリアル病院やゲーンズビルのフロリダ大学病院で行われたような実験が、看護師ではない調整役や管理者を臨床の場に置くことの有利な点と不利な点とを実証する一助となっているのを喜ばしく思っている[5, 6]。フロリダ医療センターの**看護部長**であり、看護学部長でもあるドロシー・スミス（Dorothy Smith）が、『Myth and Method in Nursing Practice（看護実践における伝説と方式）』と題した論文のなかでその問題の一部を論じている。彼女は、組織もしくは環境を開発することの重要性を強調しているのである。よい組織もしくは環境においては、看護師は自分の理解している機能どおり、効果的に働くことができる。スミスは効果的な患者ケアを阻む主要な因子の一つとしてコミュニケーションの不足をあげ、また医療職員の挫折感の原因として

◉4　カリフォルニア大学ロスアンジェルス校のクローリー（Dorothy M. Crowley）とミズリー大学のホフマン（Bonnie Hoffman）も、疼痛の本質とその緩和について研究している看護師である。

非現実的な目標をあげている。これまでアメリカでは多くの看護師が、看護職者はあらゆる非看護の仕事から解放されるべきであり、また、看護職者が他の医療専門家たちと同僚関係のうちに働けるような環境がつくられるべきである、と主張してきた。ドロシー・スミス、イングルス(Thelma Ingles)、フロレス(Florence Flores)、ウィーナー(Florence R. Weiner)およびフランシス・ライターなどの著作はその実例である[7-11]。

この小論で私が示してきたように、患者ケアは個別化されるべきであること、また看護師は患者がニーズを満たし、かつ自分の力の許す限り普通の生活を送るのを助けようと絶えず努力するであろうということ、を強調するにあたって、私は、最良の環境に置かれた最良の看護師はほどほどに働く、というドロシー・スミスの言葉を重視するのを忘れるところであった。家庭生活や施設あるいは地域社会の生活は、看護にさまざまな制限を課す。看護師が医療チームの一員として仕事をする必要も別の制限を課している。

ウィーデンバックは『Nursing as a Helping Art(援助技術としての看護)』のなかで、創造的な看護を妨げるものであると看護師が考えている条件について、このことを論じている。彼女は看護師の気質もまた看護の実行に余儀なく制限を与えることを指摘し、制限を押しつけるような条件をわれわれが受け入れるべきか、それとも拒否すべきかについては、簡単には答えられない、と言っている。しかしながら彼女の暗示しているところによれば、自己を十分認識していれば、効果的看護を行うにあたっての気質に由来する障害あるいは自ら課した制限をわれわれは変えることができるのである。看護師のもっている人生観がどのようなものであるか、また彼女は患者の福祉という目標に専念しているかどうか、これら次第で看護師は、改めたいと思う状況の諸条件にかかわらず、その目標を追究していく方法を発見するであろう。看護師である読者諸姉にとって、この永遠にして個人的な問題に対するウィーデンバック女史の哲学的アプローチは興味深く、かつ有益であろう。

最後に、私の定義を看護実践にいかに生かすかについての検討を終えるにあたり、自分の第一義的な職務は患者に対する直接的サービスにあると考えている看護師は、彼女のサービスによって患者が独立性に向かって進歩していく姿に直接の報いを見出すであろうということを指摘しておきたい。看護師の実践がこの形の報いをもたらしてくれればくれるほど、彼女は満足するであろう。さまざまな事情からそれが奪われてしまえばしまうほど、彼女は不満を覚えるのである。そして看護師は、看護実践に対する社会的な報いを、教えることや管理することに対する報いと少なくとも同じくらいにする条件を育成すべく、自分のもつ力のすべてを使っていくに違いない。

追記　看護の概念と看護実践

これは私の看護の概念への追記でもあり、今日の看護実践との関係についての追記でもある。私の看護の概念は、詳細には述べていないにしても、あまねく利用可能なヘルスケアということを暗示する。同じく詳細には述べていないにしても、それはまた、医師、看護師、および患者と家族も含めたその他のヘルスケア提供者の間のパートナーシップ関係を示唆する。

どこかでまさにそのような現状を享受しているケア提供者やケアを受ける人々がいるではあろうものの、上に記したことはいずれもアメリカにおいては通例ではない。特に、終末期患者のためのホスピスにおいて実現されていないのである。ヘルスケアはあまねく利用可能ではなく、しかも多くの人々にとって高嶺の花である。医師と一般の人々との関係はあまねく援助的なものではないし、医師と看護師との関係もまたしかりである。医師は現在、看護師のための教育プログラムでほとんど教えない。その結果、およびその他の理由もあって、この国に以前はたくさんあった、医師と看護師がヘルスケア提供者同士として互いに知り合う機会がずっと少なくなってしまっている。

しかしながら一つうれしいのは、ヴァーモント大学において、私があらゆるところで始められてほしいと思っている、ローレンス・ウィード（Lawrence Weed）博士とその共働者であるヘルスケア提供者たちが実際にやってみせてくれた援助の関係を目にしたことである。ヴァーモント大学のヘルスセンターでは、患者がコンピュータの画面に触れて答えるようになっている多肢選択式質問票によって、患者の体験とニーズについての広範囲にわたる記録が患者から引き出される。この情報は、そのセンターでその患者をケアないし治療するすべてのヘルスケア提供者が利用できる。この患者記録は、ケアおよび治療の受け手と提供者の協同努力の目に見える形として作成されるのである。[❖3]

ヴァーモント大学のこのシステムについては、当時行われていたとおりを、『看護の原理と実際』の1978年版にかなり詳しく述べた。ヴァーモントのセンターでヘルスケアを人々に届けるこのやり方を見て以来、これはこの国の市民が当然期待してよい種類のケアである、と私は思っている。われわれのなかでこのことをもっともだと思う者は、あまねく利用可能なシステムとしてのそれを理想的な形で確立するために努力する以外に進む道をもたない。

❖3 内科医ローレンス・L・ウィードはコンピュータ化した問題志向型医療記録システムを開発した。『Medical Records, Medical Education, and Patient Care: The Problem-Oriented Record as a Basic Tool』(Case-Western Reserve University Press, Cleaveland, 1969)がそれに関する彼の主要論文であろう。彼は患者に何らかの診断名をつけるのではなく、患者のもつさまざまな問題を明らかにし、それらに焦点をあてて患者の健康管理をすることを提唱した。ここに書かれているように、まず患者が自分で質問票に答えることによって作成される記録には、その後、共に働く各職種の者が自分が明らかにした患者の問題などを書き込んでいく。ウィードはさらに、この記録の写しを患者に与えることを主張する。ヘンダーソンは、医師と看護師のパートナーシップを実現させるものとしても、ウィードのこの仕事を評価した(「ザ・ナーシング・プロセス—この呼び名はこれでよいだろうか?」、「再び看護過程について」いずれも『ヴァージニア・ヘンダーソン論文集 増補版』, 日本看護協会出版会, 1989所収)。なお、問題志向型医療記録の例は、ヘンダーソンが言っているように『看護の原理と実際』第II巻(荒井蝶子ほか監訳, メヂカルフレンド社, 1979-1980)に詳しい。

引用文献

1) Burnett, F. et al. : Learning the mental hygiene approach through the chronic medical patient. Public Health Nurs, 43 : 319, 1951.

2) Harmer, B., Henderson, V. : Textbox of the Principles and Practice of Nursing. 5th ed., The Macmillan Co., New York, 1955, p.1250.

3) Bochnak, M.A. et al. : The effect of nursing activity on the relief of pain. Am Nurs Assoc, New York, 1962 (Monograph No.6).

4) Rhymes, J.P. : Nursing to relieve distress by meeting patients' needs. Minnesota Nurs Accent, 35 : 55, 1963.

5) Yankauer, R.G., Levine, E. : The floor manager position—Does it help the nursing unit ? Nurs Res, 3 : 4, 1954.

6) Smith, D.M. : Myth and method in nursing practice. Am J Nurs, 64 : 68, 1964.
稲田八重子訳：看護における虚説と科学的方法．看護技術，10（7），1964.

7) Smith, D.M. : A real laboratory for learning. Nurs Outlook, 11 : 274, 1963.

8) Turk, H., Ingles, T. : Clinic Nursing. Explorations in Role Innovation. F.A. Davis, Philadelphia, 1963, p.192.

9) Flores, F. : Role of the graduate nurse today. N Engl J Med, 267 : 487, 1962.

10) Weiner, F.R. : Professional consequences of the nurse's occupational status. Am J Nurs, 51 : 614, 1951.

11) Kreuter, F.R. : What is good nursing care? Nurs Outlook, 5 : 302, 1957.
稲田八重子訳：よい看護とはなにか．綜合看護，2（2）：50-58，1967 / 現代社綜合看護編集部編：看護学翻訳論文集1（看護の本質）．現代社，1967.

Ⅳ

看護の概念と看護研究

看護師には他の誰よりも優れた有資格者として仕事ができる特定の領域がある、とする看護の定義を受け入れて実践する看護師であれば、その自分の専門領域で使う方法を考える責任を自発的に課すはずである。カリフォルニア州全体を対象になされた看護の職務に関する調査研究によると、病院看護師は400以上もの特定の行為を行っている[1)]。それらの行為の多くは非看護の仕事であって、他の職員に振り向けることのできるものである。また一部は、少なくとも部分的には医師が責任をとるべき計画のための医学的処方にもとづいた処置である。しかし、もし看護師がこうした処置を行って患者に悪影響のあった場合、その法的責任を負わされるのであれば、看護師はそうした処置を計画する段階で医師と責任を分かち合わねばならない。

処置は治療に関係するものよりもケアに関するもののほうがずっと多く必要である。ケアに関する処置は医師の指示を必要とせず、また実際医師はそれらをどう実施するのかを知らないことが多い。この領域で用いられる方法をもし看護師が研究しないまま放っておいたならば、それらはいつまでも今あるがままであり、またついには役に立たないものになるであろう、というのが私の論点である。基本的看護の大部分、そのなかには看護師の患者への近づき方（看護師が患者に対して言ってよいことと悪いこと、してよいことと悪いことなど）も含まれているが、それらは伝統にどっぷりつかり、ある時代の看護師から次の時代の看護師へと繰り返し受け渡されている。それらは訳もわからないままに決まりきった日常業務として固く守られていることがあまりにも多い。またそれらはまねをして覚えられるようなものであり、たとえいくらか科学的な根拠があったとしても、それ抜きで教えられているのである。このことはロス（Julius Roth）による調査研究『Ritual and Magic in the Control of Contagion（感染予防における儀式と魔法）』のなかに十分実証されている[2)]。

大部分の人々は合理的に行動したいと思うであろう。われわれはそのときもっている信念にもとづいて行動する。そしてこの信念は、それをもつ人にとって一つの事実となる。われわれは次のようにまとめうると思われるプロセスのどれかを通って、そうした信念をもつに至る[3)]。

1. 直観（無意識のうちに“真実”をつかみ取る）
2. 権威、伝統、習慣
3. 好機（個人的な偶然の経験）
4. 試行錯誤（個人的な故意の経験）
5. 経験を通しての一般化
6. 論理、推論、三段論法的推論、あるいは大小の前提および推断を伴う一定形式の議論
7. 関連詳細事項、特に多数の観察事項がもたらす帰納的推論
8. 疑問に答えるため、理論を解明するため、あるいは問題を解決するために企画される研究、科学的調査、組織的調査研究

これらすべてのプロセスはいずれも有用である、というより、必要であることが明らかであろう。それぞれが他と比べてどのくらい有用であり、また価値あるものであるかは、詩人、聖職者、哲学者および科学者たちの間の終わりなき論題である。おそらく最も文化度の高い人とは、これらのすべてを識別することができ、そのうえでその時々により自分の行為の基盤にふさわしいと信ずるものを選び出す人である。

看護がその程度はともかくとして一つの科学であるならば、看護は科学の特性をもつ探究方法を用いなければならない。研究は、一致性、秩序、関連性を見出すために考案されたもののうち、現在のところ最も効果的な方法である。それによってわれわれは行動にあたっての信頼に足る指標を得ることができる。それらは決定的なものではないこともある。ある疑問についてそれ以上の解明をもたらすような一段進んだ研究がなされたり、創造力のある考え方が現れて新しい関連性を見出したりすると、それらは修正される。現代においてはあらゆる専門職業および大産業がそれぞれのもつ問題を解決するにあたり、それぞれの計画の基本的要素として、科学的探究法を用いている。看護師もそうしようとするのは当然ではないだろうか。

私が看護師による研究についての議論をここに提示しにくいのは、看護師の研究に反対する議論をみつけることができないからである。“生まれなが

らの看護師”を信ずるか、あるいは、看護師は医師の指示のもとに行動し、医師が看護師の用いる方法を考案する、というふうに考えているのであればともかく、そうでなければ、なぜ看護師が、看護と肩を並べているあらゆる職業を特徴づけている分析法と同じものに看護実践をさらしてはならないのか、その理由は見当たらない。実際には少なくともわが国においては、看護研究は非常に急速にその数を増し、その存在そのものがいかなる議論をも論破している。

ヴリーランド(Ellwynne Vreeland)は1964年、アメリカ公衆衛生局の看護研究プログラムを論評したが、そのなかで、公衆衛生局だけで1955年以来132の研究プロジェクトに対して8,672,700ドルを出してきたと報告した[4)]。しかしながら、看護実践に関する研究が強調されるようになったのはごく最近のことにすぎない、ということにわれわれは気づくのである。

1964年に発表した看護研究に関する調査と評価のなかで、シモンズ(Leo W. Simmons)と私は、臨床の研究に比べて教育ならびに職業に関する研究が圧倒的に多いことを指摘した[❖1][5)]。われわれは、患者中心の研究を行う気を起こさせない条件が何であるかを明らかにしようとした。この問題についてここで触れる以上の追究に関心のある読者は、この報告書を読んでほしい。われわれが明らかにした諸条件のうちからいくつかをあげてみると、次のようである。まず、看護という職業が多大のエネルギーを注ぎ込んでいるのは、看護教育の改善と、増大しつつある看護サービスの需要に応えられるだけ十分な数の看護従事者を募集し、かつ保持する方法の追究、の二つである。また、管理者や教師の必要に迫られ、学位をもつ看護師はすべてそのほうにとられてしまい、その結果として大学卒の看護師たちは管理や教育関係の問題を研究する傾向がある。さらに、研究に関心を抱き、かつその素養のあるごく限られた数の実践家看護師は、往々にして病院管理者、看護管理者および医師などから必要な支持を得られないでいる。

医師は日頃、臨床研究に際して看護師の援助を頼りにしているが、大方の場合、彼女たちをパートナーとはみなしていない。少し前にペイン-ジョーンズ(Bayne-Jones)博士のみたところによると、医学研究に加わる検査室技師は、看護師に比べて論文の共同執筆者として認められる場合がずっと多い[6]。医師たちは看護師が看護実践の研究を率先して始めたり企画したりすると非常に驚くらしい。しかし、当然ながら看護が独立した専門職実践領域をもっているのであれば、臨床医学研究と同様に臨床看護研究が必要ではないだろうか。われわれは独立した機能の研究をしないでいて、それを主張するのか。

公衆衛生局医務長官の看護顧問団は、看護に関する概略報告と勧告とを述べたなかで、次のように言っている。「看護研究を奨励すべきである。看護における研究は、ちょうど今、看護ケアの改善のための基盤となるべき一連の知識を生み出し始めたところである。……変化しつつある看護ケアの型に合わせた患者志向の研究のために、今日なされているよりもいっそうの支援がなされるべきである。」[7]

看護の実践に関する研究の必要性が叫ばれているのはわが国だけではない。イギリスの医師であるマーガレット・ジャクソン(Margaret Jackson)は、これについていくつかの考えを次のように簡明かつ率直に表明している。

> 看護の方法とその用具などの研究は、おそらくイブの頃から始まった。ナイチンゲール女史および彼女の庇護のもとに訓練を受けたあの時代の看護師たちは、もちろんその研究を計り知れないほど前進させた。しかしその時代からこのかた、看

訳者による注釈

❖1 人類学者のシモンズとヘンダーソンがエール大学で行ったこの調査と評価の最初の報告書は、1957年にこのプロジェクトに資金を出した国立保健研究所(NIH)に提出された。1964年に、これはより詳しい報告書として出版された[5]。そのなかでヘンダーソンは、1954年、55年に行った関係者約550人との面接をふまえ、看護研究を次の六つに分類して論じた。①歴史的、哲学的、文化的研究、②職業志向およびキャリア・ダイナミックスに関する研究、③看護の機関か団体に関する研究、④看護サービス管理に関する研究、⑤看護ケアに関する研究、⑥看護師や患者、家族、その他のヘルスチーム員の人間関係に関する研究。

護の研究はちょうどカエルのように進化を行きづまらせてしまったようである。ベッドメイキングや毛布でくるみながらする清拭[2]、浣腸、与薬などの基本的技術は、女性が覚えている限りにおいては、いっこうに変化してきていないのではないだろうか。そして看護師はといえば、自分たちの使っている方法や道具が最善のものなのか、それとももっとよいものにする可能性があるのか、を立ち止まって自問することをめったにしない。

医学生の教育は研究的雰囲気のなかではなばなしく行われている。……看護師もまた、研究的雰囲気の中で仕事をしていれば刺激を受けるであろうと私は思う。ただし、医学的研究の雰囲気ではなく、看護師自身の専門分野の研究的雰囲気に包まれているのでなければならない。……私は今こそ看護研究がよみがえったのだと思う。

どうしたわけか"看護研究"は、今日のところ主として看護外の人によってなされ、患者への各種サービスに費やされる看護時間についての研究、すなわち業務分析であるとみなされている。そのいくつかの研究はもちろんきわめて価値あるものであるが、私に言わせればそれらは看護研究ではない。看護研究は、現に看護および看護師教育に従事している看護師によってのみ行われうるものなのである。私は看護研究が進んでいくであろう三つの主な路線があると思う。

第一に、看護の実践面を改善する余地は確かにあると私は考える。……私が看護研究が大いに必要であると思う第二の主題は、看護設備の考案である。

看護研究に対する私の第三の提案は、測定することに関するものである。たくさんの看護実践が測定されてしかるべき成果を生み出している。統計学の先駆者であったナイチンゲールは、看護技術の価値の評価に統計学を活用することに賛成してくれるに違いない。たとえば、高齢患者のうちどのくらいの老人が便器を入れたり出したりに苦闘している間に死に至るか、手術の後で縫合部の破裂を起こすのは肥満老人患者のうちのどのくらいか、ベッドの上にハンドルをつけた鎖を設けて、患者が坐位をとるときにそれにつかまって身体をもち上げるようにすると傷が破れる割合は減らせるだろうか、また患者の疼痛は少なくなるだろうか、また、ベッドに寝たきりの患者の足部にかかる掛け物の重さによって起こる尖足の発生頻度およびその始まりの時期はどのようであるか、などは知る価値のあることであろう。

経験のある看護師であれば、誰でも上に並べたようなことどもに書き足すことができるはずである。また同時に、統計学を使わなくとも誰でもその答えを知っている、という者もいるだろう。

そうかもしれない、が、そうでないかもしれない。統計学は時に意外な結果をもたらす。しかし、数字に裏づけされた科学的調査研究が、進歩の遅れている病院に最新の看護成果測定法をもたらすための手段となることは少なくないだろう。さらに、たとえばよりよい型の便器、よりよい型のベッド、あるいは病院中の患者に尖足を起こさせないですむのに十分な数の離被架などを手に入れたいとかねがね考えている看護部長の力を強からしめるのにも統計学は役立つと思われる[8)]。

病院の臨床サービス部門にはそれぞれ医学研究委員会と看護研究委員会とを設けるべきで、この二つは患者ケアの改善という最終共通目標に向かって努力する、というのが私の信念である。医学研究委員会は医学の実践領域に完全に属する諸問題を研究し、一方、看護研究委員会は看護の実践領域に完全に属する疑問、手順、問題等を研究することになろう。しかしながらこのほかに、いま一つ、別の委員会が設けられなければならない。それは合同委員会とでもいうべきものであり、医学研究委員会と看護研究委員会の代表によって構成され、医師が指示して全面的もしくは部分的に看護師が実施する処置や診断検査について研究するのである。微生物学者、生理学者、化学者、心理学者、社会学者、理学療法士、栄養士、医療ソーシャルワーカーなどの他の専門家たちは、これらの委員会が彼らに関連した問題を扱うに際して協力を求められることになる。**図4**は病院内のそうした組織計画を示すものである。

❖2 原文ではblanket-bathing。現在の綿毛布のようなものを特に浴用毛布と呼んで使っていたのでこう呼ばれたが、いわゆる清拭である。1940年代までの英米の看護のテキストでは清拭はblanket-bathと呼ばれた。清拭の技術における綿毛布の意味を印象づける呼び名である。

表3は看護師に関係のある問題の三つの型を示している。第Ⅰの型の問題は、看護師が主導的に行う活動、すなわち、もし患者にしかるべき意思の力、体力および知識があるならば自分一人でできる活動を扱う。第Ⅱの型の問題は、医師が指示を出すが、看護師もしくは患者と看護師が行う処置や検査の類を扱う。そして第Ⅲの型の問題は、医師が指示し医師が行い、看護師はごくわずかしか関与しない処置や検査の類に関係するものである。

私が思うに、第Ⅰの型の問題についての研究を主導し、行うのは看護師の責任である。たとえ看護師がその場合に相談援助を必要とするとしても、主導し、行うのは看護師の責任である。また、第Ⅱの型の問題に関する研究を主導する責任は、医師と同等に看護師にもあると私は思う。しかしながら医師は処置法を指示し、したがってその効果に責任をもたねばならないのであるから、その種の方法に関する研究は、たとえ看護師がそれを実施するにしても、医師を参加させるべきである。看護師がほとんど関与せずに医師が行う処置や検査に関する問題の研究は当然医師が主導すべきであり、また医学関係者がその大部分を運営すべきであるが、看護は研究チームに代表を出す。

研究の主導および研究への参加ということに対する看護師の責任について、私は以上のように分析してみたが、これに関心をもってくれる人々は、看護の研究領域を明らかにするためのフォックス（David J. Fox）のモデルを勉強するとよい[3][9]。

エール大学の大学院学生[4]のなかには、彼らは皆、少なくとも一つは患者中心の研究をするのであるが、看護師は研究を行って地位を得ようとしているという非難を聞いたり読んだりして悩んできた者がいる。しかしそれは、あらゆる医療従事者に向けられる非難ではなかろうか。

『Statistics, Sophistication, Sophistry and Sacred Cows（統計学、知的洗練、詭弁と聖牛）』と題した機知に富む論文を発表したラザーニア（Louis Lasagna）博士はこう言っている。「われわれはもちろん皆、背伸びする者（スノブ）である（Russell Lynes[5]には申し訳ないが）。エゴは時にもろくも弱いものとして取りざたされているが、実際には手当たり次第の食欲をもっているものである。エゴは他のエゴよりも有利な食事をとって生存していくのであり、この場合そのエゴは、他のエゴに対して実際の、もしくは想像上の優越感をもっているのである。医学の研究はこれまで常に飢えているエゴの前にぜいたくな宴会のテーブルを供給してきた。しかし、最近になってからは統計学的スノブと私が呼んでいるもっと多くの人々に栄養を与え始めた。」[10]私が思うに、ほとんどすべての分野の研究についてこうしたことがいえるのではないだろうか。看護の実践に関する研究を促進していくにあたっては、地位を求める人とみなされる危険などは、取るに足らぬこととして忘れ去ってしまうべきであると私は思う。

繰り返し強調しておくが、一つの独立した実践領域あるいは熟練領域を特定する定義のもとで活動する看護師は、諸問題を明らかにし、絶えず自分の職務を有効なものとし、自分の用いる諸方法を改善し、かつ看護ケアの効果を測定する責任を果たさ**ねばならない**。今日では、研究とはわれわれが最も信頼できる分析の型につける名称である。それは、科学上の諸発見をあますところなく活用することを基礎としており、人間が自分の問題を解くために考え出した最も順序正しい接近法なのである。

❖3 文献[9]はFox, D.J. : Fundamentals of Research in Nursing. Meredith Publishing Company, 1966の第Ⅳ章に転載されており、小玉香津子訳：看護研究の基礎. 医学書院, 1970, p.67-90がそれに当たる。フォックスのモデルとは、「一般市民のヘルス・ニーズを満たしていくための調査研究の領域のなかで看護の知識が特に重要なものとしてはどのようなものがあるかを指摘しようとしてつくられたもの」である。

❖4 コネチカット州ニューヘヴンのエール大学看護学部には、文系・理系を問わず看護以外の学士号をもつ者が入学する3年課程と、看護の学士号をもつ者が入学する2年課程とからなる修士課程だけがあり、したがって学生はすべて大学院生である。前者の学生は修士課程ではじめて看護学を学び、1年終了時点で州の看護師登録試験を受ける。

❖5 Joseph Russell Lynes, Jr. はエール大学出の作家。1850年創刊の折衷派文学誌「Harper's Magazine」の編集長を1947年から67年まで務める。1950年代から70年代にかけて『Highbrow, Lowbrow, Middlebrow』『Good Old Modern』など多くを発表。『Snob（スノブ）』は1950年の作で、才気あふれる定義集と評された。

［図4］
患者ケアの方法を研究するための病院内組織

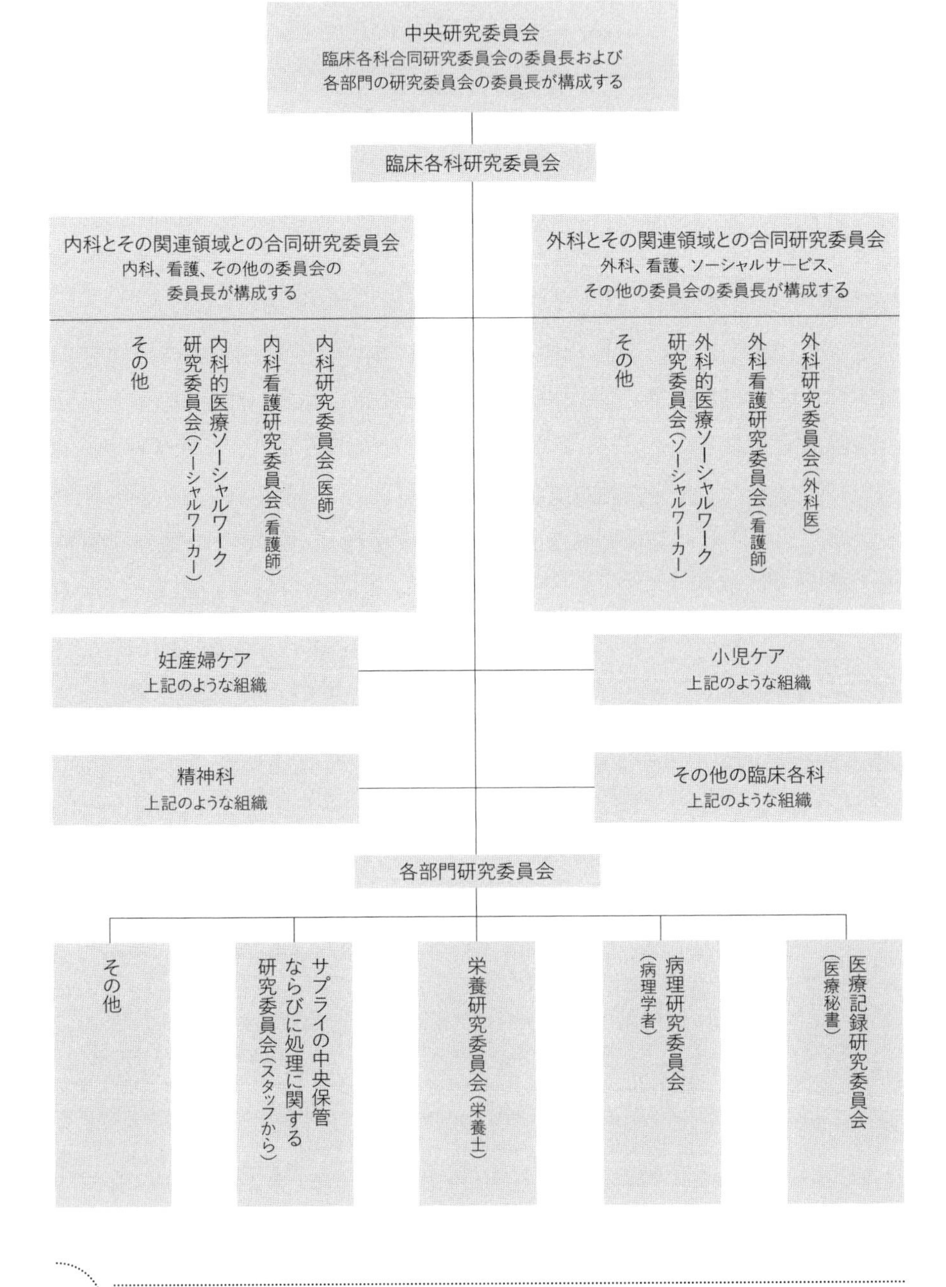

［表3］
看護師に関係のある問題の3分類、および看護実践を有効にする、あるいは改善するために研究を主導・運営する場合の問題の種類による看護師の責任

分類I	看護師あるいは看護委員会は、たとえば下記のような、自分が主導し、自分が行う活動について、自分のものとして研究をする
1.	口腔に損傷のない意識不明の就床患者の口腔を清潔にする
2.	対麻痺患者の無傷の皮膚の清潔を保持し、褥瘡を予防する
3.	身体の自由のきかない患者を動かす、もち上げる、支える、経口摂取させる
4.	気をつかう患者に排便、排尿をうながす
5.	見当識のない、もしくはせん妄状態の患者を外傷等から保護する
6.	引っ込み思案の人、もしくは心理学的に無言症になっている人に話すよう励ます
7.	患者が自分のニーズ、恐怖、不安などを表明するように励ます

分類II	看護師あるいは看護委員会は、たとえば下記のような、指示は医師がするが看護師が実行する処置、あるいは患者やその家族が実行するのを看護師が援助する処置について、医師あるいは医学委員会と共に自分のものとして研究を主導し、実施する
1.	口蓋裂の手術後の乳児の口腔を清潔にする
2.	褥瘡潰瘍の手当てをし、治癒を促進する
3.	骨折した腕に吊り包帯をする
4.	鼻管を使って新生児に栄養を与える
5.	患者が膀胱留置カテーテルを用いている場合、排液装置を操作し、水分の摂取と排出の量を正しく記録する
6.	発作もしくは痙攣などの場合の患者の症状を観察記録し、患者に対して保護的、かつ治療的に応答する
7.	見当識のない、攻撃性のある、あるいは自殺傾向のある患者に抑制具を用いる

分類III	看護師あるいは看護委員会は、たとえば下記のような、医師が指示し、看護師が加わるが(時には加わらないで)、行うのは医師である処置等を研究するにあたり、主導はしないが、医師あるいは医学委員会と共に自分のものとして作業をする
1.	皮膚移植
2.	喉頭から体外異物を取り出す
3.	ギプスを巻く
4.	全身麻酔を受ける患者の準備をする
5.	激しい疼痛を薬物でコントロールする
6.	患者の治療の受け入れ拒否にはたらきかける
7.	自分は死ぬのかどうかという患者の質問に応答する

p.75で述べたように、研究は、われわれが真実を探究するにあたって選ぶ諸手段のうちのほんの一つである。今やわれわれは研究がわれわれのとるべき最も近い道であると考えている。それは他のいかなる道よりも目標により近いところにわれわれを連れていってくれるように思える。しかし、真実、事実、あるいは絶対なるものは、無限と同じく、接近はできるがけっして到達はできない何ものかであるらしい。結局のところ、われわれが最善をつくした研究がもたらした発見は、人間によって解釈されねばならない。機械が行う推論は、人間による機械の設計および人間が機械に吹き込んだ情報次第で変わってくる。今日の研究から出る結論は、将来のより広範囲にわたる、またより進んだ研究によってくつがえされるかもしれない。社会科学者たちは自然科学者および医学者たちの使う方法に疑問を抱いているが、逆もまた真なのである。

看護師は看護師と患者の人間関係—これは微妙にして基本的な看護の側面である—を研究するに際して、社会科学者の方法を借用してきた。また患者、看護師およびその他の医療職者の満足度を尺度にして看護ケアを評価するにあたっても彼らの方法を借用してきた。同時に看護師である研究者たちは、自分たちの仕事のある面を研究するにあたっては、医学者および生物学者の研究方法も使っている。

ある人たちは、看護師は看護の正体をつかむためには、すなわちすでに言明した目標にどのような方法で到達するかの分析を手にするためには、独自の研究技法を開発しなければならないと信じている。この人々は、このステップを踏むことによってのみ、われわれは他の医科学と異なる別個の一科学としての看護を打ち立てることができるというのである。これは注目すべき、また挑戦的な考え方ではあるが、われわれが看護の実践面を改善するにあたって純粋科学や応用科学のあれこれから研究方法や研究結果を借りるということについて、そのように考える必要はないだろう。もしも医学がこれまで、物理や化学、その他の基礎科学から借りることをしなかったならば、今日のようなめざましい進歩を遂げなかったのではなかろうか。しかしながら、研究を通しての看護理論の開発に特に関心を寄せる読者には、フロレンス・ウォルド

（Florence Wald）、レオナルド（Robert Leonard）[11]、ブラウン（Myrtle Irene Brown）[12]、ケリー（Katherine J. Kelly）およびハモンド（Kenneth R. Hammond）[13]らの書いたものを学習するよう勧めたい。

現代においてはいかなる専門職、職業、あるいは産業も、研究なしにはそれぞれの実践の適切な評価や改善をすることはできないと私は考える。看護ケアに焦点をあてた研究の評論に関心のある読者は、前出のレオ・シモンズと私のレポート『Nursing Research；A Survey and Assessment』の第13章を参照してほしい。

私は看護学生を研究的な雰囲気に引き入れるためにジャクソン博士の意見を先に引用した。また、この後で私は、あらゆるレベルの看護の勉強にとっての問題解決的接近法の重要性を強調するつもりである。マグレガー（Frances C. Macgregor）は、『Research Potential of Collegiate Nursing Students（大学課程の看護学生の研究能力）』と題し、説得力をもって、また細かい点にまでわたって書いている[14]。これはいうまでもないことであろうが、権威主義的機構のなかで育った看護師が、この小論で討議した定義が意味するような看護を目指す分析的態度を取り入れることができるようになるには、まず“それまで知っていたことを忘れ去る”、あるいは自分を順応させるためのある期間を経なければなるまい。

アメリカの多くの看護学校は学部学生に研究の初歩的経験を与えている。教師陣の研究能力を開発するためのプログラムをもつ学校もある。また時に見受けるのであるが、研究用実験室を含む看護学部のための建築図面もある。こうしたことからわれわれは、上述のような推論は、看護界にその同志を急速に増やしつつあると信じるのである。

追記 | 看護の概念と看護研究

看護は"研究に根ざした"職業であると各方面で主張されている。先に論じたなかで、研究は看護師が自らの行為のための確かな理由を手に入れるに際して使う八つのプロセスのうちの一つとなっている。研究は時間のかかる数段階からなり、人生がわれわれすべてに要求する瞬間瞬間の決断をするためのものとしては適切ではない。研究はさまざまな状況でわれわれが抱く本能的、直観的反応の代わりにはならない。しかしながら、そうした本能的、直観的反応は、われわれがその一部をなす社会における人間行動を導く科学知識の影響を受ける。

現代のセラピストはその実践の基盤を心理学や生物学の研究に置く。彼らはなぜある作用因子が有効であるか、その理由を知ろうと努め、またきわめてしばしば、基礎となる科学の知識が不適切あるいは間違って解釈されている故に治療法は効果がないということを見出す。看護実践の多くは、習慣、あるいは伝統、あるいは看護実践に対してこれまで責任を負ってきた権威をふまえている。

アメリカでは今や看護師は、他のヘルスケア提供者を導くものと同じ種類の科学的知識を自らの実践の基礎に置こうとしつつある。**あらゆる**実践は、研究する習慣をもつ働き手、ヘルスケアは研究成果に対応して日に日に**変わらねばならないこと**、また有能な看護師は生涯を通じて学徒であることを自覚する働き手、を必要とする、という考えが看護の世界にますます浸透することを私は願う。

看護の研究へと私を手引きしてくれたのはマーサ・ルース・スミス(Martha Ruth Smith)であり、それは1920年代、私が学生として最初にティーチャーズ・カレッジに行ったときのことである。私は国内外からの看護師資格をもつ学生に研究入門を教える彼女の助手を務めた。ミス・スミスがボストン大学の看護課程の指揮をとるべくティーチャーズ・カレッジを去った後、私がその科目を引き継いだ。ミス・スミスも私も、研究の**看護実践**への応用に重点を置いた。以来ずっと、この重点の置き方は奨励されるべきであり、また保持されるべきである、と私は考えている。

1950年代の、研究を強調しようという看護職の決断に伴い、レオ・W・シモンズと私は既存の看護研究についての調査を依頼された。シモンズ氏はエール大学の文化人類学者であり、この調査をまかなう補助金はエール大学看護学部に与えられた。私は30の州に行き、それぞれの州における有力者たちに、どのような看護研究がこれまでにそこでなされているか、彼らはどんな研究について知っているか、必要な資源が手に入れば彼らはどんな研究をしたいと思っているか、をたずねた。

この調査で集められた情報によると、看護教育および看護実践を改善ないし有効なものにする手段としての研究という意識は非常に乏しかった。しかし、教育者は実践家よりも研究の価値をよく知っていた。研究をする看護師たちに助言する大学教員は、どちらかといえば医科学系の者ではなく、社会科学系の者であるということも明らかになった。このことは現在でもそうであると私は思う。

シモンズ氏がティーチャーズ・カレッジの看護学部教授会メンバーになった後、私はそこの大学院からエール大学の看護学部に移った。当時エールの看護学部長であったフロレンス・ウォルドは、私がシモンズ氏の研究室でそれまで進めていた書誌学の仕事の価値を理解してくれた。彼女はその仕事を出版するためにアメリカ公衆衛生局から補助金を獲得した。看護のための図書館資源の開発に関心をもつ諸機関の作業を調整する委員会と合わせて、出版のための諮問委員会が設置された。前者、すなわち"看護の図書館資源に関する機関間協議会"は今も存続しており、年2回の会合をもつ。この協議会は「Nursing Outlook」誌に2年に一度、看護に焦点のある雑誌、書籍、その他の資源のリストを発表してきた。

フロレンス・ウォルドにけしかけられるようにして行ったエール大学での仕事は、J.B. リピンコット社からの、1900～1959年の間の看護についての英文文献の、分析的および歴史的注釈つきインデックス全4巻の出版という実を結ぶ、11年プロジェクトへと発展した。このインデックス制作と"看護の図書館資源に関する機関間協議会"の推進力とが、『International Nursing Index』創刊につながった。『International Nursing Index』は、『Index Medicus』も出版しているメリーランド州ベテスダの国立医学図書館との協同で、American Journal of Nursing社から年4回出版される。

上にあらましを記した経験のすべてが、実践の有効化と改善に**欠くべからざる**ものとして看護の研究をみる私を育ててくれた。近年、看護学部の教師には研究方法を教えるための訓練教育を受けた教員が一人ふたり加わっている。この教員はこれまでのところ、多くの場合、社会科学者である。彼らは研究のプロセスを教えるのみならず、研究を行う看護学生の助言者をも務めてきた。その結果がたぶん、医学的な問題よりも社会的な問題に過度の重点を置く傾向なのだろう。看護師とセラピスト(医師)との研究協力は奨励されてこなかった。

私が今『看護論』を書くとしたら、看護師による研究の開発と実施の詳しい歴史を書き、看護師たちが、なぜそれはそのように発達してきたか、なぜ研究の焦点が看護の実践にもっとあてられなかったのか、を理解できるようにするだろう。最近私は看護における研究についてのある会議に出席し、実践の問題に、つまりたとえば高齢者のケアや転倒の予防、失禁のコントロールなどに研究が集中していることを知って元気づけられた。

医の科学技術と近年解されてきたはずのことが、**ケアリング**の強調というあり様を現した看護のなかでいわば反革命になっている。私は読者の頭のなかに、読者がサービスする人々へのケアリングは、看護師のサービスの重要にして真に本来的な要素であると私が考えていることへの不信を残したくない。今『看護論』を書くとしたら、私は、看護実践と看護教育はそれでもやはり研究に根ざすべきであるということを読者に納得させるようなやり方で看護を記述し、論じることになるだろう。

引用文献

1) Kroeger, L.J. et al. : Nursing Practice in California Hospitals. California State Nurse's Association, San Francisco, 1953, p.401.

2) Roth, J.A. : Ritual and magic in the control of contagion. Am Soc Rev, 22 : 310, 1957.

3) Hillway, T. : Introduction to Research. Houghton-Mifflin, Boston, 1956, p.284.

4) Vreeland, E.M. : Nursing research programs of the public health service. Highlights and trends. Nurs Res, 13 : 148, 1964.

5) Simmons, L.W., Henderson, V. : Nursing Research: A Survey and Assessment. Appleton-Century-Crofts, New York, 1964, p.461.

6) Bayne-Jones, S. : The role of the nurse in medical progress. Am J Nurs, 50 : 601, 1950.

7) U.S. Surgeon General's Consultant Group on Nursing : Toward Quality in Nursing. Report of Surgeon General's Consultant Group. U.S. Government Printing Office, Washington, 1963, p.73.

8) Jackson, M. : Where should the nurse be trained? 2. In long-stay hospitals. Nurs Times, 51 : 560, 1955.

9) Fox, D.J. : A proposed model for identifying research areas in nursing. Nurs Res, 13 : 29, 1964.
武山満智子訳：看護の研究領域を考えるための一案．看護研究，2(2)：59-68，1969 / 小島禮子訳：看護研究を確認するモデル．綜合看護，4(1)：64-83，1969.

10) Lasagna, L. : Statistics, sophistication, sophistry and sacred cows. Clin Res Proc, 3 : 185, 1955.

11) Wald, F.S., Leonard, R.C. : Towards the development of nursing practice theory. Nurs Res, 13 : 309, 1964.
矢野正子訳：看護実践理論の開発をめざして．看護研究，3(3)：141-147，174，1970.

12) Brown, M.I. : Research in the development of nursing theory. Nurs Res, 13 : 109, 1964.
津田佳世子訳：看護理論の発展に関する研究—看護研究における理論構成の重要性．看護研究，3(3)：1-6，1970 / 現代社綜合看護編集部編：看護学翻訳論文集3(看護の研究)．現代社，1968.

13) Kelly, K.J., Hammond, K.R. : An approach to the study of clinical inference in nursing. Nurs Res, 13 : 314, 1964.

14) Macgregor, F.C. : Research potential of collegiate nursing students. Developing a research attitude and creative imagination. A preliminary report. Nurs Res, 13 : 259, 1964.

V

看護の概念と看護教育

人間の健康と福祉に関するある領域をさして、ここは看護師が専門家として、また独立した実践家として活動する分野であるというからには、そこには訓練というよりはむしろ教育と呼ぶべきものが必要である。そのように定義づけられた看護を行う者には、高等一般教育、自然科学、生物科学、社会科学の素養、ならびに分析的方法を活用する能力が要求される。私の考えでは、このことは看護学校の組織機構がいくつかの条件を満たしているべきことを暗示している。それはまた、学校の教師陣の任命および学生の選考の基礎となるべき基本方針を示唆し、ある種の設備と資源を要求し、またカリキュラムと教育方法に影響する。

以下の提言は、この小論に私が著した看護の概念をもっともだとしてくれる読者諸姉、および「著者はこれをどのように教えるつもりか」と質問する権利を当然もっている読者諸姉に向けて記すものである。もっともほんの概要もしくは骨組みだけしかここには記せない。私自身これらの考え方のいくつかを看護基礎教育および卒後教育で用いてきており、さらに、私が共に勉強してきた卒後教育課程の学生たちがそれらの多くをさまざまな教育課程にあてはめて使ったことを知っている。思うに、ここに記すような考え方はわが国のあらゆる種類の看護教育課程にあてはまる。いくつかの原則はどこの国の看護教育にも応用できるであろう。

1 学校の組織機構

組織の立て方にはいろいろあって、それぞれのもとに運営に成功している学校があるのだが、私としては、組織には次のような条件が備わっていなければならないと思う。その一つは質の高い看護ケアを見て、かつ実践する機会が学生に与えられること、今一つはその学校が教育施設として機能していること、である。

中国の言葉に、「耳にしたことは忘れ、見たことは思い出し、したことは身につく」というのがある。学生たちに、患者中心の、家族中心の、すなわち総合的なケアが行われるのを見たり、それに参加したりする機会を与えないならば、創造的で想像力のあるごく優秀な学生だけが、そうしたケアをどのようにして行うかを学ぶことになるであろう。効果的な看護を教えようと熱心に、かつ成果をあげつつ努力する教育者は、自らそれを実行してみせるはずである。

この考え方が正しいとすれば、多くの学校および病院、その他の実践の場における看護サービスを再編成する必要があろう。この考え方は、教師たちは看護サービスの質に影響を及ぼすだけの力をもっているべきである、ということを暗示する。学校と看護サービスの場の両方から任命されている教育者は、自分および自分の学生が、学校が定義しているような看護を実践できる環境をつくり上げるのに最適の立場にある。教育側とサービス側の職員の相互理解を促進するための連絡委員会、頻回に開催するカンファレンス、その他の手段はもちろん重要である。しかし教育とサービスの両方を受け持つ教育者は、間接的アプローチによってではなく、直接的な執行活動によって実践に変化を起こすことができるからこそ、強力な立場にあるのである。

臨床指導者と呼ばれる人々は、自分が患者一人ひとりを把握できるくらいの小さな看護単位を託された場合、最も効果的に仕事ができる。さもないと臨床指導者は、学生が患者の諸問題を取り上げるに際して必要とする援助を与えることができない。患者の回転の具合や看護サービスの形などの条件によって、一人の臨床指導者が把握できる患者数は変わってこよう。したがって、臨床指導者一人に何人の患者および学生をつけるべきかを決めるのは困難である。これまで一般にわれわれは、臨床に出てきている教師たちにあまりにも業務を振り向けすぎ、その結果教師たちは、学生が患者の個々のニーズに応えるのを十分に助けられなかった、という失敗をしてきている。臨床指導者と学生数および患者数との割合はともかくとして、私が言いたいのは、看護上の問題の解決ができるように学生を援助するに足る知識と権威をもつ人々から学生が個人指導的な臨床指導を受ける、そうした組織のあり方が打ち出されるべきであるということである。これが現時点で強調すべき最も重要な管理上の方策であると私は思う。

学ぶ者は学生の身分であるということ、また、看護学生は看護師に期待される知識や技術や判断を修得する目的でサービスを行うことになるが、けっしてその労働を利用されるべきではないことは、一般に受け入れられており、ここにあえて強調する必要はないであろう。看護学校は教育施設として機能するように組織立てられるべきで、サービス機関に属する訓練プログラムであってはならない、という声明が意図するのは特にそのことである。しかしながら、なぜ看護師になろうと勉強している学生たちが、看護と並ぶべき自然科学や人文科学を勉強する学生たちが享受しているのと同じ恩典をもつべきであるかということについては、ほかにいろいろ理由があるのである。

2 学生の選考

何年制の教育プログラムにせよ、看護学校でわれわれが学生に何を教えることができるかは、学生の知力、性格、身体的健康、それまでの教育背景および社会生活の経験などに大きく左右される。つまりそれは、学生たちが入学するときに身につけているものによって大いに変わるのである。ごく当然ながら、大学卒業生は高校卒業生に比べて、人間とその基本的欲求、動機づけ、自分の置かれた事態に対する人間の反応のしかたなどについて一段と成熟した理解をもっている、と期待してよい。自己認識や他者とのよい人間関係、いかにしてよい親になるかについての学習などを求める気持ちから、大学生たちは、臨床看護のカリキュラムの基礎となる諸科学、たとえば生理学、心理学、人間発達学、人類学、社会学などの科目を数多く選択する傾向がある。特に自然科学に興味をもつ学生であれば、これらに加えて、物理学、化学、あるいは微生物学などを勉強するだろう。

看護の学生は、自然科学、生物科学、社会科学を常に頼りとしてこそ、はじめて、人間の行動と発達、集団行動、治療学などについての体系的な知識を修得できる。臨床指導が始まる前に、あるいはそれと並行して教授されねばならない。さもなければ、臨床学習計画のなかに必要な基礎科学を織り込んでおくべきである。

こうしたやり方をすれば実力のある看護師を養成できると私は信じているが、看護学生の教育がどれほど容易かつ短期間に可能であるかという問題になると、それは、その他の条件が同じであれば、高度の科学的内容のある一般教育を学生たちがどれほど勉強してきているかによって決まるのが自明の理である、と私は思う。

ドーレン(Mark Van Doren)は『Liberal Education(一般教養教育)』という論文のなかで、「一般教養を身につけている者はすべての人間に共通のものを認識できると同時に、各人の差にも敏感に気づく能力をもっている」と推断した❖1 1)。いうまでもなく、こうした能力は看護師にとってひときわ関心のあるものである。われわれは人間の誰もがもつニーズに対応したいのであるが、一人ひとりの独特の要求がどうであるかによって無限の変容形をもつ看護ケアを与えたい。したがって、学生が人間の個別性についてのそうした感情、および一人ひとりをユニークな存在として扱うように自分を導く感受性を身につけているならば、看護教育者としてうれしい限りである。

ついでながら、小説や伝記を書く人々が作中人物の**特異的な**あるいは**特色のある**特徴を描出すればするほど、われわれはその作中人物に興味を抱くことになる。あらゆる創造技芸において、何かを創り出すにあたり欠くことのできないものは、特殊への応用を伴う一般についての知識であろう。看護の技芸についてもこれは例外ではない。学生の選考についてはもっといろいろ言えるが、以上のような観察は十分になされるべきである。態度や人格を

訳者による注釈

❖1 マーク・ヴァン・ドーレン(1894 ~ 1972)はアメリカの詩人、批評家、コロンビア大学英語学教授。ヘンダーソンがティーチャーズ・カレッジに学生として入学し、学士と修士を取得して臨床に出て、再び戻って卒後教育課程で内科外科看護を担当し、1953年にエール大学に移るまでの期間を通しての同僚であった。同じく批評家の兄カール(Carl)の後を受けて『The Nation』の編集もした。多数の著作があるが、Liberal Education についての彼の見解を論じた引用書は広く読まれた。

評価するためのテストや面接、その他の方法も上記の観察と同様に重要であるが、この小論には載せきれない。

3 臨床教師陣の選択

私の看護の定義が暗に示している組織のあり方について述べたなかで、および他のところでも触れてきたが、私は看護の教師は必ず看護を実践していなければならないこと、また臨床教師各人は自分と自分の学生がかかわるであろう問題をもつ患者のすべてを把握できるくらいの小さな看護単位で働くべきであること、の二つを指摘した。

したがって、ここで話しているような看護の定義を受け入れる看護学校は、臨床的に熟練した看護師を臨床教師に選ぶであろう。学生にとって一般教育を受けていること、およびしっかりとした科学的素養のあることが有利であるならば、教師たちにとって、それは同じである。そのうえで、それぞれの選んだ臨床分野に関して看護基礎教育の上の課程で勉強してきていれば、教師として非常に効果的な仕事ができよう。一方、たとえば集中ケア病棟（ICU）やセルフケア病棟のように、患者が必要とするケアの量に応じて医療および保健サービスが組織立てされるのであれば、教師陣に要求される卒後教育背景は事実上変わってくるであろう。しかしどのような変化が起こっても、原則に変わりはない。すなわち、臨床の教師陣は実践の場の熟練者であること（学校がこの点を明確に打ち出す）、臨床指導の場で自由に看護活動の分析と評価ができること、学生が臨床で仕事をする者としての能力を身につける過程で必要とする援助を与えることができること、がその原則である。

教えることに関しての大半の責任を臨床看護の教師たちがもつべきであるとはいえ、職員として働いている他の多くの看護師たちも教育に寄与できるし、またそうすべきである。総合保健医療は多種の医療従事者、たとえば医師、看護師、ソーシャルワーカー、理学療法士、作業療法士、栄養士、臨床心理学者、その他の社会科学者などの協力と理解および相互の尊敬を必要とする。全員が互いに他の職種の役割の価値を認めていなければならない。学生はこのチームの一員として働くために学ぶのであるから、チーム員それぞれの機能についてそうした認識を必ずもたねばならない。なかでも看護師は、患者が医師の指示する療法を行うのを助ける立場にある以上、看護学生は医学についての相当な知識をもたねばならない。

医師は必ずしも看護学生のニーズに応じた指導をしないから、最近は看護学校における医師の役割は限られたものになってきた傾向がある。私の判断によれば、臨床医家による治療についての論議に代わりうるものはない。看護師は医師から医学を学ぶべきであるというのが私の信念である（これと同じ言い方をすれば、医学生が将来患者を援助するチームの有用なメンバーとなるべく育てられるには、看護師から看護を学ぶべきである）。

医師が診断、病理、治療法などを教えるにあたり特定の患者に焦点をあてるならば、基礎教育課程の看護学生も卒後課程の学生も、必ず興味を覚え、意義を感じるに違いない。こうした視点をもって教えようと考え、かつそれのできる医師は、看護教育に計り知れないほど寄与してくれる。

多くの場合、医療を教えるには職種集合グループ授業が一段と効果的である。すなわち、保健医療チームの各メンバーが、それぞれが責任をもつ患者ケアの側面について論議するのである。この方法によると、学生は患者ケアの全過程、各チーム員の役割の相違、また彼らは互いにどう補い合うかなどを感じ取ることができる。同時に学生はこのグループ授業を通して、医師、看護師、牧師、ソーシャルワーカーあるいは理学療法士などが病気の性質や段階に応じてそれぞれどのように寄与するかを学ぶであろう（p.48 図3参照）。たとえば、死への道をたどりつつある患者に対しては、牧師が他のいかなるチーム員が与えるよりも多くの安楽を患者に与えることができるだろう。しかしまた、何らかの身体障害をもたらす疾病から回復しつつある患者にとっては、職業相談を受け持つメンバーが、彼に適した就職を探すのを手伝うということから、ある時期、最も有力な援助者となるだろう。

最後に、**必要な助けを看護師に知らせるように患者をしむけることができれ**

ば、臨床看護の教師として数え上げるべき人々のなかで、患者こそ他の誰にもまして看護師の教育に貢献している人である。また、ヒューストン(William Houston)博士が言うところの“限界をもって生きる”、たとえば片足切断や人工肛門造設、痛風あるいは糖尿病などの状態によく適応している患者たちは、医療チーム全体の教育、および同じような状態にある他の患者のリハビリテーションにしばしば貢献できる。内科外科看護の上級コースでわれわれが経験した最も有効なグループ授業は、かつて患者であった人がグループに加わっていたものであった。場合によってわれわれは家族をメンバーに組み入れるが、そうした人たちも同じく有用である。

要約すれば、患者に直接サービスするあらゆる種類の職員が、看護学生の総合保健医療の理解およびそれに加わる能力に貢献できる、ということである。

4 設備と資源

この小論の中心テーマとなっている看護の概念は、看護師はジェネラリストであることを暗に意味している。それ故にこの定義を受け入れる学校は、学生にあらゆる年齢層の患者のケア、およびあらゆる主要診療部門のサービスを経験させねばならないと思うであろう。現在のところサービスについては、内科と外科(関連専門科も含めて)、母子保健サービス、および精神科をわれわれは考えている。と同時に、私が実践化したいと努めている看護の概念からすると、看護師は疾病のあらゆる段階にある人々、および看護師あるいはそれに代わる者の援助を必要とする乳幼児期や妊娠期間などの正常な状態の人々へのケアもできるはずである。

看護の最終的な目標が各人を独り立ちさせることであり、独立性喪失の予防であるならば、看護は継続性をもたねばならない。学生に一つの病院内でリハビリテーション的ならびに予防的なヘルスケアのあらゆる様相を見せたり、それらに参加させたりする機会を与えるのは困難あるいは不可能である。したがって、病院が一定の地区で総合的なヘルスサービスを提供するヘルスセンターとして再編成されるまでは、あるいはそれがされないならば、学生に他の保健医療機関やホームケア・プログラムで経験をさせる必要がある。病院がそのような姿になることは十分予想できることであり、また最終的には、あらゆる種類の保健医療職員が病院やヘルスセンターから回復期患者の収容施設や診療所、家庭、学校、工場などへと自由に動いて、最適の継続ケアを行う日がやってくるであろう。

看護教育の重点が、日常の療養生活と医師の指示する治療とを実行していくうえで患者の不足のところを補うという学生の能力を開発することにあるのであれば、学生は何よりも先に患者との間に援助的な人間関係をつくる能力を身につけねばならない。この援助が個別になされるならば、各患者のケアにはそれぞれユニークな問題が生じ、学生は分析的な力と問題解決技術とを伸ばさざるをえない。いかなるルーティンも修正なしには学んだり応用したりできないのである。学生はどのようなサービスの場においても、こうした基本的な援助的人間関係を身につけることができる、と私は思う。しかしながら、最も基本的な患者の問題は、年齢や疾病期間の長さによって、またその病気が感染性のものか意識不明を伴うものであるかによって、およびその他いろいろの条件によって、変わってくる(p.104 表4参照)。したがって臨床の施設や諸資源は、上記その他の主要な看護上の問題や状態に出合う機会を学生に与えるようなものでなければならない。

看護師の職務についての定義が、看護師は医師が指示した特定の治療法を行っている患者の援助ができなければならないとしている以上、数多くの症状や治療法についての知識は看護能力の不可欠要素である。言い換えれば、非常に有能な看護師は医学の実践面における術と理論について多くを知っているのである。

過去においてわれわれは、学生に表に書き出した処置を片端から行わせ、また診断名一覧表に書いてある病気の患者を片端から看護させることに重点を置いてやってきた。現在では、技術的なものと対照的に人間関係の面を強調する努力がなされており、われわれはさまざまな種類の病気や症状をもつ患者のケアにおける手先の技および経験の価値を軽んじるようになっている。

これは私の意見であるが、他人を援助する形の人間関係の形成や看護への問題解決的接近は確かに重要であり、またそれらは小規模な医療施設においても学習可能であるものの、臨床経験を豊富に提供してくれる大規模な医療センターの利点はけっして軽視されるべきではない。脳や眼の外科、急性感染症、急性栄養障害、薬物耽溺などの患者のケアに接したことのない学生は、これらを経験している学生と比べて、卒業後この種の状態で苦しんでいる患者に対応するための素地が不十分である。

また、探究心や問題解決技術を育てるには、すなわち研究的態度をとるには、実験室やよい内容の図書室が必要であり、それらは小規模な病院にはめったに見出せない。ある患者のケアをしている期間にその患者の病気や症状について勉強することを学生の習慣とすることは非常に大切である。学生が十分な勉強をするためには、医学の文献や索引、摘要、評論、その他、学生の時間節約に役立つ道具をすぐ使える必要がある。たとえ病院と学校の図書館が一緒になっている場合でも、小病院とその付属看護学校が看護学生に必要な資源を提供できる場所はほとんどないと思われる。学生は卒業して看護師となってからも自分の臨床能力を絶えず向上させていく力を身につけているべきであるとすると、学生であるときからすでに自立した勉強を始めなければならない。

改善された設備および十分な数の設備のよい実習室は、カリキュラム全体を通じて臨床指導を行いやすくする。しかるべき実習室が整っていれば、学生はお互いを実験台にして自分たちが患者に行ういろいろな看護行為や処置、たとえば簡単なものではベッド上でのシャンプーから呼吸器械のなかでの生活法まで、を体験できるのである。看護の実習室やカンファレンスルームが病棟内に、あるいは病棟につながって設けられていると、患者を中心とした教育を行うのにまことに都合がよい。たとえば、学校の教室へ患者を連れてくるのは難しいかもしれないが、そうした部屋が病室の近くにあれば、患者は看護クリニックに来られるからである。臨床の場に教室を設けることは、学生がたとえば酸素テントや監視装置などの、かさばって扱いにくい設備を使う実習をする場合にも便利である。臨床指導の教室を学校の中に設けるやり方は、効果的な臨床指導の開発を遅らせてきたと私は考えている（わが国の看護教育設備に関する最近の考え方に関心のある読者は、全米看護連盟とアメリカ公衆衛生局の合同委員会のレポート[2)]を読んでほしい）。

学校が提携している病院や学校の所属する病院での実習とは別に、地域社会の保健プログラムを見学したり、それに参加したりすることによって、学生の臨床経験は一段と豊かなものになる。どのくらいいろいろの臨床経験を学生に与えられるかは、教育課程の長さとその地方にある資源とによって決まってくる。しかし私は、変化のある経験をさせようと努力するあまり、学生が自分の受け持っている患者への継続的なケアを見学したり、行ったりする機会が妨げられるようなことがあってはならないと考える。言い換えれば、広範囲にわたる表面的な経験よりは、限られたなかでの**“完全な”**経験のほうがずっと価値あるものなのである。

実習施設はいろいろな診療部門について、病気の始まりからリハビリテーション、および再発の予防のための処置までのあらゆる場面で患者を看護する機会を提供できなければならない。私の考えでは、これこそ学校が学生に与えるべき唯一の最も重要な機会である。

5 カリキュラム、内容およびデザイン

看護師が調整係や管理者、教師、あるいは医師の助手であるよりもまず独立した実践家であるならば、看護教育カリキュラムの専門科目は、かつてそうであったような医師の職務中心にではなく、看護師の主要な機能を中心に組み立てられるべきである。疾病および身体機構の欠損を診断や治療の細部にわたる解説とともに強調するやり方は、看護のカリキュラムに適当では

ない。実のところヒューストン博士は、身体機構を中心とした疾病の分類は医学を教えるのに好ましくないやり方であると考えていた。彼の著書『Art of Treatment（治療術）』は、医師にとっての主要な問題を中心に疾病を分類することを提唱している。すなわち、たとえば特効薬の投与、心理療法、生活上の制限、看護ケアなどといった治療法の主な型を決めることを提唱した。彼は肺腫瘍と鼻中隔彎曲や咽頭炎を、それらはいずれも確かに呼吸器系の疾病ではあるものの、同じ分類に入れるのは教育目的からして間違っていると警告した[3)]。教師陣が患者中心あるいは家族中心の医学的接近を開発しようと試みているいくつかの医学校では、学生は、妊娠に伴う心理学的ならびに生理学的問題をまず妊婦の家庭に入って勉強する。こうした経験を通して医学生たちは、自分に必要な知識と技術を確認し、また自分の学校内のさまざまな資源のなかから自分に役立つものを探し出すのである。

看護教育者のなかには、カリキュラムは学生の毎日の経験から生まれるべきであると信じている人たちがいる。またある人々は、学生は特定の患者のケアに際して援助の必要を感じたときに、そこで計画を立ててそれを行うはずであると考えている。このような教育者は、前もっての計画というものを最小限度にとどめたいのであろう。このやり方は、主題となっていることの論理的構成あるいは理論を学生に与え、何日か、何週か、あるいは何カ月、もしかしたら何年も後に臨床実践上それが必要となったときに、かつて習ったことを応用してもらおうと学生に期待する伝統的なやり方に対する反抗である。

学生はカリキュラムの企画に参加すべきである。また、よい教育の本質は、物事を追究する精神および問題解決技術を活用する能力を開発することである。この二つにはまったく疑問はないと私は考えている。しかしながら、各世代が皆無から出発するのならともかく、経験の成果を受け継ぐ**システム**は必要である。教師たちが提供しなければならない価値あるものを一人でも多くの学生に与えるためには、個人的な指導ばかりでなく、グループを対象とした指導を実行すべきである。

グループを教えるとなると、計画や時間割づくりが必要となってくる。認可と免許の制度は、組織化された教育内容—グループ指導やフィールド経験も含め—という点で看護学校が最低基準に合致しているという保証に一つの根拠を置いている。われわれは、いろいろな視聴覚教材やティーチング・マシンなどの使用を含む教授方法についてばかりでなく、さまざまなカリキュラムについても看護教育の実験を続けていきたいものである。

看護の文献には教育の実験報告がたくさんある。それぞれ異なったカリキュラムのもとに教育を受ける看護職員の多様性は、看護という職業の勉強を始めたばかりの学生を驚かせるに違いない。ここで脇道へそれて重視すべき論文のいくつかを検討してみたい気はするが、今の論議にはふさわしくない。しかし、この小論に興味をもってくれる読者諸姉に、アブデラ、ビーランド(Irene L. Beland)、マーチン(Almeda Martin)、およびマーシニー(Ruth V. Matheney)の『Patient-Centered Approaches to Nursing(患者中心の看護)』という論文を勉強することを勧めたい[4)]。この著者たちは、看護の実践およびカリキュラム設定の指針として、21の看護のリストを認めている[◉1]。と同時に彼らは、2年制の短期大学課程、3年制のディプロマ課程、および4年制の大学課程、のそれぞれの患者中心のやり方を詳述する。

この著者たちの21の看護問題と私のもの(p.108 表5)とは、異なってはいるが、いくつかの類似点がある。われわれは共に、患者についての勉強とケアの個別化とを強調しているのである。マーチンが指摘するように、われわれは学生の知りたいことすべてを教えることはできないが、学習を助けるような雰囲気をつくり出し、学生に勉強の習慣をつけさせるように援助することはできる。勉強の習慣が卒業後も続くとすれば、看護能力は絶えず向上していくはずである。

表4〜6に示した臨床のカリキュラムは、学生が一般的なものから、より特

原著の注釈

◉1 アンドロスキー(Olga Andruskiw)とバティック(Betsy L. Battick)は、酸素不足および電解質平衡異常(21の看護問題のうちの二つ)が起こるような疾病および状態を同定することによって、この論文中のデータを拡充している[5)]。

[表4]
看護Ⅰ：基本的看護ケア

学生の主目標　その人がこの表に示したような日常の行動を行うのを援助する、あるいはその人がこれらを行えるような条件を整える能力を身につける。

1. 正常に呼吸する
2. 適切な飲食をする
3. あらゆる排泄経路から排泄をする
4. 身体の位置を動かし、またよい姿勢を保持する(歩く、座る、寝る、これらのうちのあるものから他へ換える)
5. 睡眠と休息をとる
6. 適切な衣類を選び、それを脱いだり着たりする
7. 衣類の調節と環境の調整により、体温を生理的範囲内に維持する
8. 身体を清潔に保ち、身だしなみを整え、皮膚を保護する
9. 環境のさまざまな危険因子を避け、また他人を傷害しないようにする
10. 他者とコミュニケーションをもち、感情、欲求、恐怖、疑問、考えなどを表現する
11. 自分の信仰に従って礼拝する
12. 何かをやり遂げたという感じをもたらすような仕事をする
13. 遊ぶ、あるいはさまざまな種類のレクリエーションに加わる
14. “正常”な発達および健康を導くような学習をし、発見をし、あるいは好奇心を満足させる

ここには、そのような援助のための計画を立てること、患者のニーズを左右し、かつ常時存在する以下のような因子を考慮することが含まれる。

1. 年齢：新生児、小児、青少年、成人、中年、高年、晩年
2. 気質、感情の状態、一過性の気分
   ❶“普通”あるいは
   ❷上機嫌、活動過多
   ❸不安、恐怖、動揺、ヒステリーあるいは
   ❹憂うつ、活動低下
3. 社会的ないし文化的状態
   •家族の一員であり友人をもち社会的地位のある人、比較的孤独および/あるいは適応不能、貧しい
4. 身体的ならびに知的能力
   ❶普通体重
   ❷低体重
   ❸過体重
   ❹普通の知力
   ❺普通以下の知力
   ❻普通以上の知力
   ❼聴覚、視覚、平衡覚、触覚が正常
   ❽特定の感覚の喪失
   ❾正常の運動能力
   ❿運動能力の喪失

殊なものへと勉強を進めていく学習の3段階を表している。しかし、3段階共に、焦点は同じところに置かれている。すなわち、可能であれば最終的には自立する、もしくはリハビリテーションを達成するという目標を目指して毎日の生活を送っていくうえで、あるいは医師の指示する治療法を実行していくうえで、患者が必要とする体力、意思力、知識を補足すること、である。

表4は第1段階の内容の概要である。これは人間の基本的欲求、看護ケア計画、患者が日常の生活行動あるいは養生法を行うのを助ける看護師の独自の機能を中心に組み立てられている。ここでは患者の基本的欲求に影響を及ぼす、常に存在する条件について取り上げ、病理学的状態あるいは特殊な疾病は強調しない。

学生は教室での授業で、基礎となる理論あるいは関連の科学的素養を身につける。これに関連した技術、あるいは理論を実施する術は、熟練した看護実践者の行う患者ケアの観察、実習室でのデモンストレーションの見学、および実習室や病棟での自分自身の実践を通して身につけるのが最もよいと私は思う。病棟では学生は経験のある看護師と組み、何人かの患者を割り当てられる。その看護師は学生と共に仕事をし、学生がいっそうの実力をつけるのを助けるのである。学生は最初は観察者として参加する。後には主要な役割を果たすようになり、そのときには指導者のほうはほとんど何もしなくてよいようになる。最終的には学生は、これだけ身につけていれば安全な看護ができるという最小限度の能力を身につけ、これらの基本的な看護ケアを一人で行うようになる。

私の考えでは、基本的な内容を勉強している段階の学生は、臨床各科のうちのどこに振り向けられても大丈夫である。学生に割り当てる患者は、学生と患者の両方のニーズをよく考慮して慎重に選択されねばならない。臨床指導者がその患者と学生をよく知っていて、個人指導を基本として教えることができるならば、学生と患者の両方の不安は最小限度に抑えられるはずである。学生の学習過程で、どのようなことにせよ患者が困らせられたり害されたりするとすれば、そのときその学生は悪い看護の実例にさらされているのである。学生に、患者の福祉よりも自分の利益が大事と思わせるようなことがけっしてあってはならない。学生および、学生が看護を学ぶ対象となっている患者の両者を保護するために臨床指導者が必要なのであり、指導者は単に看護技術の点で優れていればよいのではなく、人間関係づくりにも長けていなければならない。

臨床カリキュラムのこの第1段階では、患者の診断名や医師の治療計画には重点が置かれないが、学生が知りたいと思うそれだけの理由でこれらについての学習も助けないわけではない。しかしこの段階においては、上級の学生ないしは看護師が、与薬をしたり、その他の処置にあたったりすべきである。第1段階の看護を学ぶ学生は患者ケアに参加する1年生であって、限られた範囲の、しかし確実にそれを広げていくような援助を患者に与えればよい。

私が思うに、この第1コースは、臨床サービスの場で学生に個人指導をする臨床指導者全員によって企画され、運営されるべきである。そのなかで委員長を選ぶなり、あるいは委員長交代制をとるなりすればよい。必要があれば、このコースへの協力者として専門家を頼むべきである。たとえば口腔ケアを教えるには歯科医もしくは歯科衛生士、睡眠と睡眠パターンの意味についての理論を話すには精神療法医、作業療法やレクリエーション療法の分野の原理や特徴についてはそれぞれの専門家、などである。また病気中および入院中に患者と医療看護職員とを悩ませる宗教上の問題、すなわち聖餐や飲食上の決まりその他について説明をするのは牧師が適任である。

場合によっては、何か一つのトピックを取り上げるのに教師グループが指導にあたると有効であるが、それがむだであるケースもある。しかし同じことを何度も繰り返し教えたり、大切な理論や実習を脱落させたりするといけないので、企画の段階はグループで行う。

この臨床カリキュラムの第1段階で、他者を助けるという点ではそれまでごく限られた経験しかしてこなかった学生たちは、自分たちがきわめて重大な役割を振り当てられていると知るであろう。自分の両親や祖父母と同じくらいの年齢の人々が、ユニホームを着けている自分たちに熟練したサービスを求めているのである。一人前になるためには、数多くの技術を短期間のうちに学ばねばならず、また現在の段階では、ある階級制度のもとで効果的に仕事をする能力も身につけなければならない。これまでのところ看護学生についての研究はすべて、彼らがかなりのストレスのもとに励んでいることを指摘している。こうした学生に満足を与えるものとしてまずあげられるのが、学生と患者との人間関係である。これは報いのあるものであり、初めから終わりまで学生の関心の的である。私の考えでは、臨床カリキュラムのこの第1段階は、第2および第3段階と同様に、病棟を基盤として行われるべきである。しかし学生および患者の両方の保護のために、第2および第3段階よりは実習室での実習に多くの時間をさく必要がある。こうした実習室実習のある部分は指導者がついていて指導すべきであるが、覚えの悪い学生や不器用な学生は、ほかの人より多くの時間を、技術を実施したり機械を動かしたりして実習室で過ごすよう励ます必要がある。実習室は図書室と同様に学習の場であり、両方とも平日はできる限り学生に開放すべきである。

臨床カリキュラムの第1段階の終わった時点では、学生は患者のための看護計画を立てられるようになっているはずであり、そこには看護の基礎的内容が含まれ、学生は**表4**に私が示したような14の機能について患者を助けているだろう。学生は患者の年齢、気質、社会的地位、身体的ならびに知的能力などの事態を変える条件を考慮に入れることができ、また、それらについてよく知っているとみなしてよい。さらに学生は自分と自分の受け持ちの患者との間の相互関係を記録したり、評価したりをやってのけることもありえると期待してよい。

臨床カリキュラムの第2の段階は**表5**に示してある。ここでは、基本的には診断名に関係なく、看護師の特別な対応やある種の応用形の看護ケアを必要とするような障害もしくは病理状態がある患者の、その時々の、1時間ごとの、あるいは毎日のニーズに応えるべく患者を援助することに焦点が置かれる。そうした状態を**表5**にあげておいた。しかし経験からして、このほかにもここに含まれるべきものがまだあるに違いない。これらの多くはあらゆる臨床の場でみられるが、このなかのいくつかは、普通の病院では外科や精神科、あるいは救急室でしかみられない。それ故に、これらの問題すべてについて患者のケアに参加するためには、学生はいくつかの違った臨床の場で実習をしなければならない。この第2段階で学生に割り当てられる患者は、第1段階のときよりもいっそう特定の目的をもって選択される。ここに出されてくる看護問題は前よりも一段と複雑なものである。医学も大いに関係してきて、学生は対症療法の理論的根拠に真剣に取り組み始め、その結果、患者が医師の指示を実行するのを効果的に援助する能力を身につけることができるのである。

[表5]

看護II：症状別看護、あるいは看護における一般的問題

学生の主目標： この表に示したような、看護師が多くの場で出合うはずの症状、症候群、状態(いずれも多くの疾病に共通してみられるもの)によって変容してくる治療上の指示および日常の行動を患者が行うのを援助する能力を身につける。

1. 酸素吸入などの処置を必要とする、ガス交換の著しい障害状態
2. 栄養、水分・電解質平衡の著しい障害状態、飢餓、肥満、有害な嘔吐、下痢
3. 便秘、尿閉、便および尿の失禁を伴う著しい排泄障害状態
4. 動作制限をもたらしている運動障害状態、治療上の固定も含む
5. 痙攣、ヒステリー症の有無にかかわらず活動過多の状態
6. 失神、目まい(平衡の喪失)、一時的あるいは連続的昏睡、あるいは意識喪失、見当識障害、精神錯乱
7. 不眠、不安、抑うつ
8. 環境温度による、あるいは治療処置による充血もしくは貧血状態
9. 感染を伴う局所損傷、創傷
10. 発熱の有無にかかわらず、さまざまな経路で媒介される全身感染症、感染性疾患
11. 出血の有無にかかわらず、ショック、あるいは虚脱
12. 先天的な視覚・聴覚・言語障害(聾、唖を含む)、および疾病や治療が原因で生じたこの種のハンディキャップによるコミュニケーション不全の状態
13. 手術前状態
14. 手術後状態
15. 持続的でがんこな疼痛
16. 危篤状態

この段階で学生に割り当てられる患者の多くは重症である。いうまでもなく、学生はその患者のケアにあたる看護チームの1年生であることに変わりはない。学生は最初は一観察者であるが、次いで指導のもとに参加者となり、やがて、これだけ身につけていれば安全な看護ができるという最小限の能力をもつに至ったならば、独立して機能することを許される。

私の考えによれば、臨床カリキュラムのこの第2段階は、第1段階と同様、さまざまの臨床サービスの場で学生を個別指導している臨床指導者たち全員によって教えられるべきである。ここでもまた、このコースの実行委員長を指名するか選挙するか、あるいは交代制にする。ある指導者は意識のない患者のケアの基本的原則を教えることにかけてはグループの他の誰よりもふさわしい教育背景をもっているであろうが、別のある者はまごついたりその気がなかったりするであろうし、さらに別の者は局所外傷患者のケアに有能である、というようなことがあろう。もしも臨床指導者がグループでこのコースを教えるとすると、互いに仲間の専門的な能力を利用できるわけである。これらの問題に基礎を置くこのようなコースを完全に実施するためには、各種の職員を巻き込む必要がある。すなわち、内科医、外科医、心理学者、生理学者、微生物学者、各種療法士、ソーシャルワーカー、牧師、さらに今日では学生が使用法を学ばなければならないような複雑な器械類を扱う訓練を受けてきている技術者たちなどである。これらの問題は、あるときは表面的に、あるときは深くつっこんで扱われるだろう。不眠症、盲目、がんこな疼痛などは、看護師にとっても基礎コースの学生にとっても等しく課題となるものである。疼痛の研究だけでも万巻の書があり、また不安やストレスについて、これまでに書かれたものをすべて読もうとすれば何年もかかるであろう。したがって看護教師陣は、これらの問題にどのくらいの時間を費やしうるかについて任意の決断をする必要にせまられるのである。この決断は、教育課程の長さおよび学生の教育背景と関心とに少なからず左右されるであろう。

ここで取り上げているこれらの問題は比較的一般的なことであるとするわれわれの仮定が正しければ、すべての学生は、患者がそれらに対処するのを助ける経験をしてから基礎教育課程を卒業すべきである。これらの問題を中心において組み立てられる学生指導は、看護の普遍的な核の部分をつくり上げるものであり、この核的なものは現在組織されているあらゆる臨床サービスに一貫して存在する。臨床カリキュラムのこの第2段階は、第3段階と同時に教えてもよいし、あるいは前にもってきてもよい。

臨床プログラムの第3段階は**表6**に示すようなものである。この段階では、患者が関節炎、喘息、白血病、小児麻痺、肺腫瘍、急性うつ病などのために直面する特殊な問題に焦点があてられる。人類が引き継いできている疾病の数は増加する一方である。理想的には医学および看護の学生に共同の基礎プログラムを組んで、卒業後学生たちが出会うであろうあらゆる状態の患者を援助する機会を与えておくとよいと思う。しかし、今は明らかにこれは不可能である。

看護学生が観察したり、あるいは実際に看護したりによって知っていなければならない疾病や症状を選び出す試みは数々なされてきた。出版されているカリキュラムやいろいろな看護学校で使われている学生記録のなかに、そうしたものの一覧表をみることがある。私が思うに、まず疾病の**型**を区別し、その際、その型あるいは種類の基礎をなす関連の病理過程と治療法の理論的根拠とに焦点をあて、そのうえでその型ないし種類のなかから比較的普遍的な病気や症状を選び出す、というやり方をとれば、この問題も解決しやすいのではないだろうか。少数の症状について十分な知識を与えるほうが、多数のものについて表面的な知識を与えるよりも結果的にはより実力のある看護師を育てることになる、というのは、私ばかりでなく多くの看護教育者たちの考えである。

この段階においては、学生は完全な事例検討を行う能力を身につけなければならない。学生は臨床カリキュラムの第1および第2段階で学習した基本的看護力に加えて、患者の特殊な症状あるいは疾病に対処するのに必要な看護の守備範囲いっぱいの実力をもつようになるはずである。この第3段階の臨床看護カリキュラムには医学的内容が限りなく含まれてくる。言い換え

[表6]
看護 III：疾病志向看護;母性、新生児、小児のケア

学生の主目標：この表に示したような特定の疾病症状、あるいは生理的状態が必要とする治療処置および日常の行動を患者が行うのを助ける能力を身につける。

内科	
たとえば以下のような一般的状態に関する治療処置	たとえば以下のような特定の疾病に関する治療処置
長期療養を必要とする疾病	関節炎
代謝障害	骨軟化症
内分泌障害	アジソン病
機能障害	貧血
新生物	白血病
感染症	結核
変性過程	心臓血管障害
外科	
たとえば以下のような一般的状態に関する治療処置	たとえば以下のような特定の疾病に関する治療処置
術前、手術時、術後の状態	脳腫瘍摘出
手術部位：頭部、頸部	甲状腺切除
手術部位：胸部	肺葉切除
手術部位：腹部	人工肛門形成術
手術部位：骨盤	腎摘出
手術部位：四肢	肢の骨折整復固定
母性および小児ケア※	
たとえば以下のような一般的状態に関する治療処置	たとえば以下のような特定の疾病に関する治療処置
胎児	子癇
出生	帝王切開
出生直後	乳腺炎
新生児	胎児赤芽球症
乳児	湿疹
就学前児童	脳性小児麻痺
少年期	脊髄性小児麻痺
思春期	リウマチ熱
精神・神経科	
たとえば以下のような一般的状態に関する治療処置	たとえば以下のような特定の疾病に関する治療処置
知能障害	脳水腫
病的人格形成	アルコール中毒および薬物耽溺
不安状態ー精神神経症	躁うつ病
自殺傾向をもつ急性抑うつ症	統合失調症
躁病	
パラノイア	

※…青年、中年、高年それぞれの特徴的ニーズならびに疾患についても、このようにまとめることができよう。あるいはそれらの内容を看護I、看護II、看護IIIのなかに組み込み、それぞれのところで提示することもできる。

れば、ただ時間や設備等、また学生の能力がどうであるかによってのみ、学生が自分に割り当てられた患者の診断や予後および治療処置について有益に学習できる程度が決まってくるのである。

この段階の指導で最も大事なことは、学生が妊娠あるいは心筋梗塞、脳溢血、片足切断、躁うつ病などの各人にとっての意味の全容を学習するためには、指導が患者中心および家族中心でなければならないということにある。

カリキュラムの第3段階を主に構成するのは、病院その他の保健医療機関の主要臨床サービスおよび関連のホームケア・プログラムなどにおける一連の経験である。看護師資格のある者のためのカリキュラムの場合は、学生の選択あるいはすでに身につけている臨床専門次第で、この経験を一定のものに限ってもかまわない。ここで強調すべきは、日常の生活行動を患者が行うのを助けること、および医師が処方するあらゆる領域の診断検査および治療処置を患者が行うのを助けることである。この段階において、看護基礎教育の学生は、卒業後の自分に期待されている看護師としての機能を学習しなければならない。この段階で学生が自分の看護する患者について自主的に勉強する力を身につけるならば、また、患者やその家族あるいは友人を観察したり、彼らの言うことに耳を傾けたりすることによって患者について知ることができるようになるならば、また、他の医療職者に相談したり、諸記録や図書館資源を有効に使いこなせるようになるならば、その学生は今後の年月を通じて、自分の看護の実力を限りなく向上させていく方法を身につけるのである。

患者についてのこのような完全な形の学習の、患者にとっての価値および看護師に与える満足を学生が知ることが非常に大切である。基礎教育課程の多くの学生、および看護師のなかのある人たちは、“深みのある看護”とでも表現したいものを経験できないでいる。学生がサービスを提供するスタッフのうちに数えられているような教育プログラムでは、こうした個別的なケアをする時間はめったに得られない。そればかりか先輩の看護師たちがそれを行うのを見る機会もないとすると、学生たちはそうした看護をイメージすることもできないのである。明らかに、そうした看護は患者割り当て制があってはじめて可能になる。

病院内のあらゆる部門、たとえば調理室、作業療法・理学療法部門、外来部門、手術室や回復室など、および今日われわれがPPC（progressive patient care）と呼んでいるものを形成している病院内の全病棟、これらすべてにおいて看護基礎教育課程の学生が経験学習をしなければならないのかどうか、といった疑問をこの小論で解決するつもりはない。PPCの考え方を重視するならば、病気のあらゆる段階にいる患者を見学するために、学生がたとえば集中看護病棟やセルフケア病棟での経験を当然もてるように病院の機構を改革しなければならないであろう。養護学校やナーシングホーム、あるいは産業保健施設における実習経験の価値についても、われわれは詳しく論じるわけにはいかない。

私が強調したいのは、学生の臨床あるいはフィールドにおける経験が患者中心であるように調整することがいかに重要であるかということにつきる。たとえば私が主唱したいのは、外科看護を勉強している学生は患者と共に手術室へ行き、そこから患者について回復室へ行き、また共に外科病棟に戻り、最後に外来やホームケア・サービスを通してその患者を見届ける……といったやり方である。このやり方は、1カ月間は手術室に、2週間は回復室に、1カ月は外来に、また同じくらいの期間をホームケア・プログラムに、といった方法と対照的である。患者よりも看護の場を重視するやり方をとると、おのずからそこの部門をいかに運営するかに焦点をあてて教えてしまいがちで、一人の患者とのかかわり合いは限られてしまい、学生は患者にもっと援助を行うために必要なだけ彼をよく知ることができない。

われわれは病院の各科におけるブロック式実習をカリキュラムの単位として使う習慣があるので、そのパターンを変えるのは困難であろう。しかし、もしわれわれが創造力のある看護実践家を育てることを本気で考えているならば、かなり長期間にわたって学生が特定の患者群と一緒にいられるようにし、その患者たちの病気のさまざまな段階を経験できるようにすべきである。

表6で左側の欄にあげてある各項は、やはり表に示されているサービスの場のそれぞれにおいて、学生にグループ指導方式で勉強させたいものである。どんな方法を使うかは指導者と学生の教育背景、グループの大きさ、利用可能な資源等によって決まる。この場合もカリキュラムの第2段階のように、教師グループによる指導が非常に効果的である。たとえば外科手術の準備について討議するにあたっては、次の人々はそれぞれ別の意味で有用である。すなわち、外科および精神科の看護師、外科医、麻酔医、ソーシャルワーカー、牧師、そしてできれば慎重に選び出された回復期の患者、などである。妊婦のケアを取り上げるにあたっては、出産につきものの満足感と不安感、母性の保健と福祉の促進のための地域社会資源について学生が深い理解をもてるように助けてくれる人々として、看護師助産師、産科医、ソーシャルワーカー、保健師、およびこれから親になろうとしている人々、などがいる。

表6の右欄に示す各項は、個人指導方式で効果をあげることができると私が考えているものである。すなわち、学生が脳水腫の新生児やアルコール中毒の成人、あるいは急性のうつ状態で自滅的な気持ちに陥っている思春期の青年などを受け持ったときに、こうした疾病状態の本質と患者にみられる特殊な兆候とを勉強できるように学生を助けるのである。もし患者にとって好ましいことで、かつそれが可能であれば、患者を中心にしたクリニックやカンファレンスを行うと学生の理解は格段に増すと思われる。こうした授業の場は、医療職員たちに互いの判断をもち寄って共に考える機会を与える。クリニックやカンファレンスには患者およびその家族を参加させるべきであるが、私の考えでは、彼らが驚いたり恥ずかしがったりするようではその試みは失敗である。クリニックやカンファレンスは出席者がその患者を知っている人、彼にサービスを行っている人に限られている場合に最も成功しやすい。患者が、自分は今、友人たちと共にあり、その友人たちは自分を助けてくれようとしている、と感じるようであれば、彼は自分の問題や経過についていくらかは率直に話せるものである。そうした討議の間に学生は、たとえば結

核、痛風、糖尿病、薬物耽溺、あるいは脊椎骨折などをかかえていることの意味を驚くほどよく理解するはずである。

臨床カリキュラムの第3段階は、学生が自分の必要とする関連医科学の知識を探し出す能力を身につける機会となる。医科学は急速に進歩し続ける分野であり、教科書は今日の治療に並行するほどしばしば改訂するわけにはいかない。指導者が学生に文献リストを示すであろうが、学生はインデックスや摘要、評論などを活用するようにしむけられるべきで、いわゆる自主的探究をする習慣を身につけねばならない。

ここに示した看護の定義をふまえたカリキュラムが最終的にどの程度成功したかをはかるものは、患者の毎日の養生を援助し、また患者が医師の治療計画を実施するのを助ける学生の能力である。カリキュラムの最初の二つの段階では、学生は1年生参加者としてふるまう。最後の第3段階に至って、学生は自分の受け持つ患者のニーズが求める守備範囲いっぱいの看護活動を行うことができねばならない。と同時に、何をもとにその診断が下されたか、何をもとにその治療法が処方されたかを理解し、かつ口頭もしくは書面でそれを表現できなければならない。加えて特に、学生は自分の看護計画およびそのような計画に従う理由を他者に説明できなければならない。

もしも学生が看護の術、ケアの個別化、および“患者の皮膚の内側に入り込む”力を学習してきているならば、その学生は、多職種専門家共同の患者カンファレンスにユニークな貢献ができるようになるだろう。彼女は患者を独自の存在として十分に理解しているから、たとえそのカンファレンスに患者が出席していなくとも、ある程度は彼の代弁者になれるはずである。有望な学生は患者の状態についての病因学の知識を一部なりとも身につけるようになるであろう。また、有望な学生はその患者への自分のケアを通じて彼のリハビリテーションに貢献し、かつ患者が将来再び独立性を失うようなことにならないようにと長期の計画を立てることに、可能であれば参加するであろう。そして最後に、どうしても回復できない、あるいはしなかった患者に対しては、彼が平和のうちに、また尊厳をもって死に向かうことができるような状態をつくり出すべく援助するであろう。

教授方法

ここに示すような看護の考え方をふまえたカリキュラムを論ずるにあたっては、教える方法に言及するのを避けるわけにはいかない。カリキュラムの内容と教える方法とはある程度不可分のものである。したがって以下に示す方法は、一見して以上に述べてきたところの要点の繰り返しのようにとれるかもしれない。しかし繰り返しを覚悟のうえで、私は今一度、学生が熟練した看護実践家を、それも、できれば教師である看護実践家を**観察する**ことの意義を強調しておきたい。それが教師であれば、学生は自分の観察したことを後で討議できるわけである。先輩の看護を観察し、その批評的分析を行って経験を再構成してみることにより、学生は患者と看護師の相互作用に対する評価的態度を身につけていくだろう。

学習の第1段階における**観察**は、学生がある部分についての勉強を始める前に全体をみることができるようにする。それは看護教育の最初の時期に看護技術をぎっしりもってくる技術強調のやり方に対する矯正手段である。業務分析によれば、看護師の業務は400以上にも分類できるという。看護のあらゆる領域で有能な仕事ぶりを示すことのできる看護師は、最終的には多数の看護の手法をマスターしなければならないとしても、入学後早期にその全部を学生に押しつけるのは取り返しのつかない間違いである。これまでのやり方では学生が今後実習で使うであろう技術の少なくとも半分を、最初の4カ月で教えるのが普通であった。もしも、看護師は技術的には熟練しているが治療的人間関係づくりなどの一段と微妙な術には欠けているという批判が正しいとしたら、それは教育の初期に致死量ともいえるほどの技術を学ばせるやり方にその原因があるのではないだろうか。

それ故に、学生が実習のために新しい臨床の場におもむくときはいつでも（臨床カリキュラムのどの段階においても）、経験のある看護師を一人、学生につけて、学生は最初のうちは参加観察者であればよい、と私は提言するのである。学生は、観察だけしている時期に何もすることがないと、間がもてなくて具合悪く感じるであろう。であるから、もちろん、その場が内科病棟であれ精神科病棟であれ、あるいは家庭であれ、経験ある看護師と一緒に仕事をしていけるようにできるだけ早く、基礎的技術のどれかを修得することが望ましい。

観察をし、自分の立場を知る機会を学生に与えることには多くの意義がある。まず前述のように、学生は部分を見るより先に全体を見ることができる。と同時に、自分が観察している患者に関心を抱く機会をもつことができる。学生は患者一人ひとりを確認し、おそらくは自分で責任をもってケアするとき以上に自分の目でケアをみつめる。この観察期間がないと、学生は自分がこれから身につけなければならない能力の全貌にいきなり直面し、それに圧倒されてしまう可能性がある。その結果、学生の焦点は自分の与える印象に、あるいは患者のニーズを満たすことよりは、看護管理者を喜ばすことのほうに、向けられる。

観察期間を設けるやり方の効果を最大にするためには、その後に分析的カンファレンスあるいは討議期間を設けるべきである。これらは非公式のものでよく、学生の書いた感想や観察期間中にテープに吹き込んでおいたものの分析などをもとにして行えばよい。

特殊な技術を教えるには実習室での**デモンストレーション**が最良の方法である。熟練者は、自分の手もとを見せることさえできれば、一人の学生にでも部屋いっぱいの学生にでもデモンストレーションを行うことができる。このよく見えるという理由で、また途中のどこででも止めて見せることができるという理由で、ある人々は実際にデモンストレーションを行うより、フィルムに撮っておくもののほうが有用であると思っている。フィルムに撮られている技術は、実際にそこでしてみせるときにはなかなかできないような完成されたものであるともいえる。一方、フィルムのなかで使われている設備や状況は、学生が実習をする場所のそれらと違っていることもあり、これは不利な点である。

学習は学習者が身体的ならびに精神的に安定しているときに最も容易に行われると考えられるから、デモンストレーションを見る学生たちは必ず腰掛けさせるべきである。また、デモンストレーションの対象となる人間が危険や身体への悪い影響にさらされてはならないし、恥ずかしい思いをするようであってもならない。こうした理由から、看護学生は今日まで多くの技術をマネキンを使って学んできたのである。しかし、このマネキンを使うやり方は、看護行為に当然つきものの看護師と患者との間の交流というものをその実習から排除してしまうという思わしくない影響をもたらし、かつどうしても現実味にとぼしい教え方となってしまう。

指導者が有能で、かつ思慮深ければ、学生は自ら進んで実習室での大部分のデモンストレーションの実験台になるだろう。ある場合にはその学生は患者の身になってみることで大いに勉強できるであろう。しかし一方、デモンストレーションをする指導者のすること全部を観察できないので、不利になるとも考えられる。

看護技術は患者を使っての**個人指導**によっても教えることができる。この場合、学生は参加観察者である。指導者の心配りが常に患者中心になされ、かつ指導者がこの教授方法に熟練しているならば、患者は必ずしもそれが教育の時間だとは気づかない。私の意見では、一人の患者のベッドのまわりをたとえ数人であってもグループが取り囲んだ状態で行うデモンストレーションは好ましくない。学生は身体的に快適ではないし、患者が恥ずかしがるのではないかと心配したりもする。この場合“患者の皮膚の内側に入り込む”力のある敏感な学生(将来有望な学生)は、学習者として最も不運な目にあうわけである。医学および看護の学生の学習上の必要のために患者の安寧が犠牲になること、これはこの二つの教育課程におけるストレス源であると私は思う。

どのような形で技術のデモンストレーションをするにせよ、できるだけすぐに実習を続けて行うべきである。実習室あるいは臨床教室はどうしても必要であり、看護のカリキュラムの全課程を通じて使われねばならない。学生はお互いに実習し合うことで大いに学び取る。非常にたやすく覚えられるものやごく簡単な技術のほかは、すべて臨床実習に先立って教室実習をし、患者と学生の両方を保護する。学生が強い不安を抱かずに注射ができるようになるまで、患者には皮下注射をさせるべきではない（皮下注射をする勇気を身につけようと指導者を実験台にして30分間がんばった学生のいたことを思い出す）。理想的には実習室での実習を終えた学生は、まず看護師の助手として患者への処置に加わるのがよい。次にその看護師が学生を補助する形で行い、最後に学生が自分一人でその技術を行うようにする。

学生と臨床指導者との**個別カンファレンス**は、患者の問題およびそれを解決するための援助として看護師がとった行動について主に討議する場である。このカンファレンスで指導者と学生は自分たちのしてきたことを復習、評価し、患者を援助する過程で、どこは成功し、どこは失敗したかをみつけようとする。前にも述べたように、個別およびグループのカンファレンスを効果的に行うためには、患者－看護師相互作用の再構成書面、あるいは出来事の記録が役に立つ。

看護クリニックでは特定の患者のケアを割り当てられた看護師と学生が、その患者の状態についての自分たちの知識と、彼をどう援助するかについての判断を分かち合う。一般には患者かその家族の誰か、あるいは両者がクリニックのグループと話し合えば、彼らでなければもち出せないような見解を示してくれる。しかし、患者の病状によってはこれに参加するのは不可能である。あるいは、他の理由で彼らに参加してもらうと不都合な場合もある。普通は看護師か学生かが患者を紹介して患者の社会生活上ならびに医学上の経過を簡単に振り返り、病状から来る苦痛等、および看護師がこれまで彼に与えることのできた援助についてより詳しく述べる。解決策が求められている問題、および看護の立場の判断を出すべき問題には、特に力が入れられる。

こうしたあるクリニックで、最近外科病棟へまわされてきた二人の結核患者が、彼らを受け持つ看護師を相手に自分たちの受けるケアに対する不満をつのらせたが、看護師たちは彼らが強制されている拘束は結核という病気が感染性であるためである、と説明することができた。また別の看護クリニックでは、討議とデモンストレーションを通して、自宅で死にたいと願っている父親の終末期ケアの計画を娘が立てるのを助けた。第1の場合は二人の患者がクリニックの場に呼ばれ、第2の場合は患者の家族の一人が呼ばれている。私が思うに、基礎課程の学生も卒後課程の学生も、このようなクリニックを企画し運営する能力を身につけるべきである。

医学校および一部の看護学校では、これと同じような臨床討議を"ラウンド(rounds)"と呼んでいる。これは患者一人ひとりを回診して、それぞれのベッドの側で、指導者の医師あるいは看護師が後についてくる学生たちを教えるやり方から出てきた言葉である。

回診時指導ともいうべきこの教授方法がよいかどうかはいささか疑問である。患者が大部屋にいるとすると、彼の病歴や社会生活上の経歴が他の患者の聞いているところで検討されることになってしまう。これはプライバシーの侵害である。多くの場合、学生たちはその患者を受け持っているわけではないから、患者にしてみれば自分のまわりを取り囲んでいるのは未知の人々である。指導者の注意が患者のほうに向いていないと、とかく患者の理解できない専門用語を使いがちである。患者は驚き、かつ恥ずかしい思いをし、また医療職員たちの話すことを誤解することもある。

私が思うに、患者のケアに焦点を置いた臨床授業は、そのために設けられた部屋で行われるべきである。出席者は腰を掛け、患者は自分が役に立つはずの討議の部分に加わるためにその部屋にやってくる。常に焦点は患者に向けられるべきで、彼の参加できない、あるいは彼の理解できないような技術的な討議などは、患者が入ってくる前か、出ていった後にすべきである。

すべての保健医療従事者のための臨床教授プログラムにおいて、**各種職員合同の患者カンファレンス**はきわめて重要な位置を占める。この種のカンファレンスでは、患者にサービスするチーム員全員がテーブルを囲んで座り、あるいは形式ばらないグループをつくり、患者の状態、ニーズ、彼に対して行っていること、ニーズに応えるためにしようと思うこと、を話し合う。患者およびその家族、あるいはどちらか一方が、カンファレンスの全部、あるいは一部に参加することもある。医師、看護師、ソーシャルワーカー、その他の専門職メンバーの誰かがカンファレンスを主導し、議長を務める。それぞれのチーム員は自分の観察および患者本人や彼を知る人々との会話によって得たものをもち寄る。この種のカンファレンスで、病気の性質や患者の状態についての情報が交換され、いろいろな治療方法や活用可能な保健施設などが検討されるのである。

援助する者として患者と共にいる保健医療従事者は皆、この種の討議に何らかの貢献ができる。おそらくそれに出席した人は、出席前に比べて患者を援助するのによりふさわしい存在になるに違いない。

患者を中心にした各種職員合同のカンファレンスは、看護クリニックや医療クリニックと同様、本人が出席することによって一段と活気づく。ある場合には、患者あるいはその家族がカンファレンス全部ではなく、その一部に参加するよう要請されることもあろう。カンファレンスをするグループ員が患者の知っている人々であり、かつその人々が心底から自分の福祉を願っていると患者が信じているならば、患者の参加はいっそう好ましい。

精神科の病院では、グループ討議によって健康問題を解決していくやり方が非常に発達している[◉2]。しかしながら、これは他の医療の場においても同じく効果的に使えるはずのものである。たとえば、そうしたあるカンファレンスのなかで痛風のために変形を来たした手の手術をすることになっていた40歳の女性が、今住んでいる生活環境が痛風の急性発作あるいは悪化の原因となっているという事実を理解するのを助けたことがある。それまで彼女は結婚している兄の家で完全に頼りきって暮らしていたが、それからは自分と母親とで家庭を維持していけるだけの力のある人間へと成長していった。このカンファレンスに出席していた栄養士と医師は、患者のめざましい自覚とスタッフのいっそうの援助ぶりは、グループ討議でまかれた種の芽生えであるとした。

◉2　1930年に、私はニューヨーク、ロチェスターのストロング記念病院の精神科においてこの種のカンファレンスが有効に活用されているのをみた。当時そこの診療部長はクラーク（Eric Kent Clark）博士であり、看護部長はミス・マーハー（Mary Maher）であった。

同じような各種職員合同のカンファレンスで、最近片足を切断したばかりの老人が、ハンディキャップがあるにもかかわらず、今後できるだけ平常どおりの生活を続けていけるように助けてくれる授産所やレクリエーションクラブなどが近所にどのくらいあるかを理解するに至った、という例もある。カンファレンスに参加したスタッフ一同は、数多くの援助資源を示唆された結果、それまでよりもいっそう希望に満ち、かつ建設的に患者ケアに取り組めるようになった。

臨床カリキュラムにおける学習では、**地域社会の資源設備について図書館で勉強する**ことが主要な一面を占める。読むことは、ある意味で身代わりの経験ともいうべきものである。もし人間が永遠に生きられるならば、抑うつ症の成人や口蓋裂の子ども、あるいは天疱瘡の少女などのケアについてのすべての知識を直接に学習できる機会があるであろう。しかしいくら学生がこの直接的な学習をしたいと思っても、患者は効果のある方法を手探りで求めるそうしたやり方を苦痛に思うかもしれない。

一般的に人間というものについて、および特定の病気や状態に由来する個人のニーズについて最低限必要な知識をもつためには、看護師は読書を通して体験を広げていかなければならない。看護師がある患者に看護の守備範囲いっぱいのケアを行う機会を与えられた場合、また特に、各種職員合同のカンファレンスで議長を務めたり、看護クリニックを運営したりする場合、彼女は読むことによってのみ得られるはずの十分な知識を必要とするだろう。患者のもっている諸問題のあらゆる側面について読み、当面対象となっているタイプの患者に役立つような地域社会の資源に精通することが欠かせないのである。

アメリカ合衆国の標準以上の小学校やハイスクールの子どもたちは、地域社会の諸施設などについて、図書館で勉強したり調べたりする必要のある課題を与えられる。しかしながらハイスクールの卒業生全員が、いや、たとえ大学生といえども、こうした能力を身につけているとは想定できない。いずれにしろ看護学生たちには、彼女たちの使える図書館資源についてのオリエンテーションをしておくとよい。

設備について論議するにあたって、私は病院、医学校および看護学校のための、また患者のためでもある総合図書館の重要性に注意を喚起してきた。大方の事情では、あらゆる専門職能が必要とする雑誌や書籍、パンフレットおよびとりわけ文献検索トゥール（tool）を上記のそれぞれがもつことは難しい。また図書館が二つも三つもあると、司書のサービスを提供できにくくなるのは明らかである。スタッフが不在、あるいは適切なスタッフのいない図書館は、利用者の気をくじき、看護師がぜひとも行わなければならないと私が思っている独自の文献研究を利用者が嫌うようにしむけてしまう。

看護という職業は、文献案内をつくるという点ではなはだ遅れをとっている。優れた看護の雑誌にも索引のないものがあるくらいである。ごくわずかに年刊の索引を出しているところもあるが、後から加えていく形をとっているものはほとんどない。限られた雑誌類についての最近出された索引は1956年からのものである。また1966年にはより広範囲の雑誌を取り入れたものができあがることになっている[6-8]。文献を分析的かつ年代別に扱ったここ60年間の索引の制作も進行中であり、その第1巻は今日すでに利用できる[9]。

医師等の保健医療職者を対象としてつくられている文献検索トゥールのなかには、看護師にも役立つものがある。少数ではあるが看護に関する、あるいは看護師の手になる索引や摘要、抜粋および目録なども出版されている。本書のp.136～141に文献検索トゥールのタイプを示した[◉3]。ここには看護の関

◉3　これらを検討してみると、看護の分野における図書館トゥールの限界を知らされ、また同時に図書館施設の限界をも連想させられる。私が思うに、全国的な看護図書館のうち最大のものはイギリス・ロンドンにあるイギリス看護協会のそれであろう。そこの蔵書は約25,000冊である。わが国にはこれだけのものはなく、American Journal of Nursing 社の編集用の図書室が5,000冊をそろえているくらいである。国立医学図書館およびいくつかの大きな大学の図書館（これらには100万冊以上に及ぶ蔵書がある）は看護関係のものも比較的よくそなえているではあろうが、専門職である看護師としては、研究者がそこに行けば看護に関するあらゆる有意義な出版物をみつけることができるような国単位の、および地域単位のセンターが必要である。

連分野のトゥールの例がみられるし、また主として看護に役立つ利用可能な出版物リストがある。看護学生に対する図書館オリエンテーションでは、看護のためにつくられた図書館トゥールのすべてと、関連分野で学生が使いこなさなければならない主要な図書館トゥール、たとえばp.136〜141の「保健分野の図書館トゥールの例」のようなもの、を紹介するとよい。

それとなく触れてきたように、臨床看護プログラムに関連し、**視聴覚教材**も自由に使いこなされるべきである。何かをただ単に話して聞かせるよりは、直接それを見せたり経過を示したりするほうがより効果的であるのは当然である。学校内での、あるいは関連フィールド機関においての学習機会を補うような音声つきの映画や無声映画、またスライドはたくさんある。映写設備のない学校、およびその技術をもっていない教師は非常に不利である。

グループ討議の基礎資料として、患者と看護師の相互作用、あるいは時に講義などを録音したテープが使われることもある。前者は、批評や評価が加えられているものであれば、学生が書物を読むようにそれを聞ける場所に保管する。

テレビジョンについていえば、これは教師がデモンストレーションの場のみならず(前に述べたように)、臨床での実践や経験について学生を助ける場面でも、教える人をいわば拡大するのに役立つだろう。有線テレビの設備があるモニタールームに一人の教師がいれば、あちらこちらの病棟や病室に散らばっている学生たちを同時に教えることができる。

テレビの使用については、私は一度も直接の経験をしていないので、こうすべきだというようなことは言えないのであるが、今後いっそうの研究をすべきだということだけは言っておきたい。学生の行ったことを評価するのにもテレビは使えそうであるし、またある種の臨床研究にも役立つように思われる。学生それぞれが指導者と直接話のできる機械を携帯するのである。最近の研究によると、教師と学生との間のそうしたコミュニケーションはまったく満足できるものとはいえず、むしろ学生は患者が聞いているところで教師に質問するのをためらうということである[10-14]。

プログラム化された指導についてであるが、**ティーチング・マシン**を使う場合、使わない場合、共に文献上論議されている。私自身まったく経験したことがないのでここでもまた発言がためらわれるのであるが、読者諸姉に研究してもらい、看護職としてそれを使う試みを続けてほしいとは思っている。プログラム化された指導はそもそも、学生が、あらかじめ印刷されたり録音されたりした補助教材に適切に案内されるならば、直接教師に接しなくとも学習ができるような内容単位について作成されている。プログラムは、新しい段階に進むにあたり、学生がその前のステップを理解できたかどうかをテストできるように考えられている。器械が特に役立つのはこの点である。器械によって学生は正しい答えを出すまでは次に進めない。このやり方の有利な点は、うまくできたときは学生が直接的な満足を得られることであり、あるいは自分が達成しつつあるのを知ることであり、また自分に合った速度で勉強を進められることである。適切な使い方がなされれば、このやり方は教師に自分の時間を与え、教師は自分が必要とされるときに出ていって教えればよいのである[15-17]。

グループ単位および個人単位の課題を与えること（学生の発表を含む）は知識や技術を分かち合う力を養うという意味で有用である。看護師の役割のうちの一つは、患者あるいはその家族の誰かを教えることにある。看護師はたとえば一般的な保健指導ができなければならないし、また、たとえば皮下注射や吸入器械の使い方などを他の人ができるように指導したりすることもできねばならない。また最近では、永久的に腎不全となったときに腎臓の機能を代行する装置の使い方などさえ教えることもある。また子どもの世話についての討議ではリーダーを務めるであろうし、集団療法の場を指揮することもあろう。

同等の仲間同士の経験は、学生が教えたり指導したりする役割に楽しみを感じるようにさせるだろう。もちろん学生は自分で教える立場に立つ前に、フィールド実習で先輩看護師が患者を指導するのを見学する機会をもつべきである。

実際、私が知っているほとんどすべての教授方法は、教える者が賢明に用いさえすれば、臨床プログラムのどこかの部分で使うのに適したものである。**講義**という方法はあまりにも使われすぎているし、また誤用もされてきているので、あえて強調しない。教師看護師や医師は、実際に見せてしまえばそれですむようなもの、すなわち患者、設備、技術、治療法などについて話して聞かせることをしてきた。たとえば私は呼吸器械についての苦心のあげくの講義を聞いたことがあるが、その場で器械そのものを操作してみせればそれですむような内容であった。この場合、講義の後にデモンストレーションをするという気配もなかった。これはデモンストレーションを必要とする事例である。また、次いで実習もしなければならず、学生はまず患者になり、次に観察者として参加し、最後に一人で呼吸器械の中の患者のケアをやってみるべきである。いずれにしろあの講義は、器械のデモンストレーションとその実際の操作とがあわせてなされるべきであった。

私の意見では講義というものは、たとえば看護師の機能とか、看護計画を立てることとか、連続性のあるケア提供、長期疾患の問題、あるいは精神科患者の退院後のケア、といった幅広いトピックを説明するのに最も効果のある教授方法である。こうしたトピックの一つを取り上げてふくらませていくにあたっても最良の手段となるであろう。

ここでは、教科書にそっての**復唱**は過ぎ去った時代のやり方であるといっておきたい。過去においては学生は1冊の教科書のある章を割り当てられ、教師は自分の前にその教科書を広げて、学生が読んできたはずの内容をどれだけ覚えているか質問したものである。あわれな学生は恥をかき、かくして学習者の時間が消費されていった。たとえばペーパーテストとか文献を引用しての討議といった他の方法もあり、これらは、教科書や指定図書に書かれている一般的な知識体系に対する責任を学生に感じさせる。

学生の進歩の評価については、非常に多くの文献が発表されており、疑問のある教師は豊富な資料に助けてもらえるはずである。といって、われわれがテストや測定について知りたいと思うことすべてが得られるというわけではない。しかし諸研究によると、ペーパーテスト上の学生の成績と、教師が共に行動してみて判断した学生の臨床での能力との間にはかなりの相関があることが明らかにされている。これを理由に、われわれはこれまでのところずいぶんペーパーテストに頼ってきた。アメリカでは、少なくとも全国的な上、中、下の成績を知るための総合試験が開発されている。地域によって大学進学課程のレベルが違っているため、教育者のなかには全国的な基準を使うべきではないと考えている者もいる。私が思うに、われわれはこうした国家的に開発されてきた試験を使うと同時に、関心のある特定のプログラムが要求する調節や修正をできるはずである。

われわれは進級を決めるのにペーパーテストに大いに頼るのだが、教授手段の一つとしての評価においては、患者が毎日の養生法を実行し、治療のための資源を活用するのを学生がどれほど効果的に援助するか、を強調すべきである。評価の最終目的は学生に自己批評させ、自分の成功と失敗、およびそれらの原因を確認させることにある。教師が評価を下す立場よりは援助をする立場に立って学生と付き合えば、学生は自分のしたことを分析的にみるように育っていけるであろう。学生は自分が学生として知っているべきであることを知っているふりをしたり、自分でひどく不安に思っている処置を遂行できるふりをしたりする、と決めてかかってはならない。

7 要約

一部の読者にとっては、今まで述べてきたような看護教育についての提言は別に目新しくもないかもしれないが、別の読者にとっては、これは従来の看護教育カリキュラムの完全な改造をほのめかすものかもしれない。前者は特別にこれに関心を抱かないであろうし、後者はおそらく落胆するであろう。

たぶんわれわれは、今ある看護教育のパターンを改めるには強力なリーダーシップが必要であるということ、およびそれは簡単にはなし遂げられないということ、を認めなければならないのだろう。

今世紀に入ってから、看護教育は現在の大方の看護学校がそうであるように、病院というサービス機関のなかで行われるのではなく、国の教育制度のなかで行われるべきである、と著名なアメリカの看護師や内外の医師たちが発言してきた。ナッティング(Adelaide M. Nutting)女史ならびにグッドリッチ女史は、看護について弁じた看護師のなかで最も人々をうなずかせた二人といえよう。医学についてはウエルチ(William H. Welch)博士、ビァード(Richard O. Beard)博士およびライアン(E.P. Lyons)博士が最も説得力をもっている[18-22]。オーストラリアのアデレイド大学のロブソン(H.N. Robson)博士は、1954年に、“看護における革命の必要”について次のように書いている。「看護の教育方法はニーズに応えていけないでいる……。現在オーストラリアその他の多くの国々でとられている看護教育システムは旧式であり、現代にそぐわない……。看護教育は大学の基準にまで高めるべきであると私はためらうことなく提言したい。」[23]

もう一人のオーストラリアの医師、リンデル(John Lindell)は、専門職としての看護について書いたなかで、「医師という者がとかくそう憶測するのかもしれないが、看護師の教育訓練は医学の進歩に遅れをとっている」と言った。彼はさらに続けて看護師の仕事について言及し、「単純このうえない召使いのするような仕事から、物理、化学、生理学および微生物学などの確実な知識を生かすはたらきまで、患者ケアのあらゆる分野を包含する」と述べている。後に彼は看護師を医師の“同僚”と呼んだ[24]。クルー博士は、イギリスの看護教育のやり方を批評したなかで、「教育のコストというものがいまだかつて十分に直視されたことがない」と言った。彼は基本財産をもつ聖トマス病院のナイチンゲール看護学校にさえあてはまるこの問題点について、「看護の道を選ぶ熱心な新入生が後を絶たないという事実は、病院にとってこのうえなく有利なことであったため、誰一人として、看護教育は国の教育組織のなかに含めるべきであると提言するだけの先見の明をもつ者がいなかった」と言っている[25]。ベルギーの医師であり、国際的な保健学の権威であるサンド(René Sand)博士は、看護師を“健康の番人”と呼び、1920〜1935年の間に麻疹の死亡を42%、猩紅熱の死亡を89%減少させることができたのはひとえに看護師の力によるものであり、この期間、医師たちは子どもの病気の治療ならびに予防に関して何らの新手段ももたらしていない、と言った。彼は、看護師の仕事は“果てしのないもの”であるとし、その知識は“必然的にあらゆる分野を包含する”と語る[26)]。

マックダーモット(H.E. MacDermot)博士は“オスラーの生徒であった頃の看護”について書き、自分は師の一人であるハワード(R.P. Howard)博士の考え方に影響を受けているに違いないと推測し、ハワード博士は看護師の3年間の専門教育に先立って、医師のための一般教養課程と類似の課程を設けることを主唱した、と述べている。そして彼は看護は一つの科学的創造技術へと昇格すべきであると考えたのであった[27)]。

われわれの多くは、保健医療職に従事する人々の間に同僚関係が確立されない限り、医療というものはけっして最高の発展を遂げないだろうと思っている。理想的な協同作業をなし遂げるためには、それら専門職は共通の言葉を使うべきである(共通の言葉とは難しい専門用語のことではない)。学生たちに共通の教育背景をもたせることは、そうした相互理解を成就するための手段の一つであり、もう一つの手段は各職種が専門的知識の中核となる部分を共有することである。これから医学、看護、社会福祉および臨床心理学などを学ぶ学生たちが、たとえば同じ物理学、生物学、社会科学を勉強することは大いに役立つに違いない。またこれらそれぞれの専門教育プログラムにおいて学生が一緒に勉強する中核的内容は、いずれ明確にされてくるであろう。基礎教育のコースおよび卒後のコースで互いに知り合い、共に勉強した学生たちは、患者ケアについて実践家たちが協議するのは当然のなりゆきであると思うに違いない。保健医療職者一人ひとりを決定的にテストするのは、その人が、患者とその家族のために自分と同じ場でサービス活動をしている他の保健医療福祉の人々といかに効果的に共働できるか、ということである。

20年前のある会議の席上で誰かが、かつての偉大な女性たちの後を引き受ける看護のリーダーが育っていないと嘆いたことがあるが、そのときグッドリッチ女史はこれに異議を唱えた。初期にみられたような闘争的な人物を必要とする時代は過ぎた、と彼女は言い、今や個人ではなく**考え方**が先導すべきである、と断言した。彼女は、健康と福祉の分野で仕事をするわれわれは皆、一つの共通目標、すなわちすべての人々のそれらの向上という目標をもっていると考え、世界保健機関（WHO）の憲章のなかにある健康の定義（単に疾病や虚弱ではないというだけではなく、身体的に、精神的に、また社会生活上からみて良好の状態）こそわれわれの目標であるとした。彼女は、医師、看護師、ソーシャルワーカー、栄養士、理学療法士、職業コンサルタント、その他の専門家は、人々がそれぞれの可能性を実現するのを助けるにあたり、真のパートナーとして共に働くべきであると考えていたのであろう。私もまたそう思う。グッドリッチ女史は、これらのすべての専門家たちの教育は当然カレッジもしくは総合大学で行われると考え、そうした教育を看護師が闘いとらねばならないなどとは思っていなかった。彼女のいわゆる"完全な看護師"—社会的経験と十分な教育背景をもつ女性—は、管理者や教師としてばかりでなく、特に、実践家として価値を発揮するであろう、と女史は信じて疑わなかった。[◉4]

思うに、看護サービスの質ということ、および看護教育の妥当性については多くの国々で理解が高まってきているが、そうした考えを実際に行うための方法ということになると、なかなか進歩がみられないようである。この進歩を促進させるのは看護の社会的価値を信じるわれわれの責任である。

オーストラリアの看護師、エイヴァリー（L. M. Avery）は一考に価する観察をしている。彼女は「私には看護が荒れた土にまかれた一粒の種のように思える。こやしをやり、絶えず心を込めて手入れをし、注意していたおかげで、その種は丈夫な木に育った。将来は必ずや大木になるに違いない。今のわれわれはその木がいまだ若く、絶えず注意をはらい、肥料を与える必要のあることを忘れてしまい、小さな木陰に満足気に座り込んでいるのである」と言うのである[29)]。

最後に要約すれば、私は、看護師が行う活動は第一には看護独自のそれであると思う。すなわち、患者が健康なときにごく当たり前にしているように行為するには、知識、体力、あるいは意思の力が不足している場合、あるいは処方された治療を実行するにあたって、知識、体力、意思力が不足している場合に患者の代行をすることである。この活動は、自然科学、生物科学、社会科学の応用およびそれら科学をふまえた諸技術開発の機会を無限に提示する、複雑で創造的なものである。社会はこのようなサービスを看護師に期待しており、他のいかなる職種の人もそれを行えないし、また行う意思ももっていない、と私は確信する。

もしも看護師が自分は保健医療活動のある部分では卓越した力をもっていると思うならば、彼女はサービスの対象となる人々のために、自分の可能性を実現できるように働く環境の開発に努めるであろう。と同時に、自分の使う諸方法を確かなものとし、かつ進歩させる責任—つまり臨床看護研究に対する責任—を自覚するであろう。

自らの価値によって一専門家として実践し、かつその実践を進歩させるために科学的アプローチをとるためには、看護師はある教育背景を必要とし、それは現在の社会では大学教育によってのみ得られるものである。病院等のサービス機関の予算からしぼり出した資金で運営される訓練プログラムでは、看護師が必要とする教育を与えることはできない。看護師の仕事にはさまざまな人間に対する普遍的な思いやり、ならびに人間理解が不可欠である。看護ケアの効果を高くする最も重要な無形資産はおそらく看護師の人格であろうから、人間を大きくする一般教育の効果はぜひとも理解されねばならない。この稿を終えるにあたり、次のようなデニソン（Claire Dennison）の言葉を引用しておくのが最もふさわしかろうと私は思う。「結局のところ、また本質的に、看護ケアの質はそれを行う人間の質によって決まる。」[30)]

◉4　看護教育を、人類に対して複雑なサービスを行う看護以外の職業の教育に匹敵しうるものにしようとする努力は、長い間にわたり懸命になされてきている。ラッセル（Charles H. Russell）の看護師のための一般教育に関する文献研究は的を射たものであり、この問題に関心をもつ者には得るところ大であると思う[28)]。

追記　看護の概念と看護教育

変化の大きさ、変化の速度以上に現代を支配するものはほかにない。すべてを包含する表題『A Brief History of Time』[❖2]のもとに一般の人々に向けて著述する現ケンブリッジ大学教授の科学者ステファン・ホーキング(Stephen Hawking)[❖3]は、過ぎ去った時代の科学を支配した1ダースほどの科学的原則に対応する現代の何百という科学的発見―思索と実際における―を論じてこの変化の速度をみせてくれる。シカゴのラッシュ大学の先の学部長であり、管理者看護師であるルーザー・クリストマン(Luther Christman)は、看護管理に影響を及ぼす数多くの最近見出された科学的原則について、広く知られて応用されるならば管理者看護師の実践に著しく影響するであろう原則について、今書いている。

そうした一般原則の応用は、一つの職業を向上あるいは前進させようとする努力の一部であるべきである。今日の看護教育における、学生は他者の“理論”を取り入れ、その理論に従って実践するという考え方は憂うべき見解であると私は思う。今この小論を書くのであれば、私は、学生は既存の理論を勉強するが、実践を導く概念は自分自身のものでなければならないと自覚していることの重要性を力説したい。学生が勉強する数々の概念のつくる合成物は、ほかのどれとも違うはずで、ちょうど一人ひとりの人間が唯一無二であるように、それは唯一無二であろう。

『看護論』を1966年に書いて以後、私の看護の概念は部分的に修正され、少なくとも看護教育については違った強調点をあげることになる。今では私は、ヘルスケア供給者の大多数が認めていると思うのだが、登録看護師あるいはそれに相当する看護職者はプライマリー・ケアの主たる供給者であることを認めている。産科看護師ないし助産師は、母親と新生児にプライマリー・ケアを行う者として世界的にあまねく認められてきた。彼らは母親と赤ん坊を“ケア”するだけでなく、診断し、治療する。助産師はケアするように教育されるだけでなく、診断し治療するように教育されるのである。

看護師の職務の範囲あるいは領域の問題は、それぞれの国の、利用可能な診断・治療・ケア供給者の数の影響を受ける。たとえば、インドのようにセラピストが優勢なところの医師および看護師の職務は、看護師が圧倒的多数であるアメリカの彼らの職務とは異なる。

アメリカの看護師ならびに助産師は、クライエントないし患者をケアするだけでなく診断し治療するので、彼らの教育にはそれにふさわしい評価力、知識、技術が含められるべきである。もし私が今この小論を書くとしたら、1966年に強調したよりも幅の広い職務範囲につき、すべての看護師を教育することの重要性を力説するだろう。診断や治療の方法は変わってゆくから、そのような教育は**継続**教育にも適用しなければならない。

❖2 邦訳では『ホーキング、宇宙を語る―ビッグバンからブラックホールまで』，早川書房，1989がある。

❖3 1942 〜。宇宙の起源および未来についての理論を次々と発表した。

引用文献

1) Van Doren, M. : Liberal Education. Henry Holt, New York, 1943, p.186.
2) Joint Committee on Educational Facilities for Nursing of the National League for Nursing and the Public Health Service : Nursing Education Facilities: Programing Considerations and Architectural Guide, Report of Joint Committee on Educational Facilities for Nursing of the National League for Nursing and the Public Health Service. U.S. Government Printing Office, Washington, D.C., 1964, p.88 (USPHS Pub. No.1180-F-1b).
3) Houston, W.R. : The Art of Treatment. The Macmillan Co., New York, 1937, p.744.
4) Abdellah, F.G. et al. : Patient-Centered Approaches to Nursing. The Macmillan Co., New York, 1960, p.205.
千野静香訳：患者中心の看護．医学書院，1963.
5) Andruskiw, O., Battick, B.L. : Identification of nursing problems. Nurs Res, 13 : 75-76, 1964.
6) ANA in Review : ANF Conducts Pilot Study of Nursing Periodical Index. Am J Nurs, 12 : 8, 1964.
7) Research Reporter : American Nurses Foundation to conduct pilot project on Nursing Index. Nurs Res, 13 : 249, 1964.
8) American Nurses Association : Using and Improving the Keys to Knowledge. The Association, New York, 1964, various paging.
9) Henderson, V. et al. : Nursing Studies Index, Vol. IV, 1957-1959. J.B. Lippincott Co., Philadelphia, 1963, p.281.
10) Griffin, G.J. et al. : Clinical nursing instruction and closed circuit TV. Nurs Res, 13 : 196, 1964.
11) Lewis, P. : Educational Television Guidebook. McGraw-Hill Book Co., New York, 1961, p.238.
12) Merrill, I.R. : Closed-circuit television in health sciences education. J Med Educ, 38 : 329-338, 1963.
13) Westley, B.H., Hornback, M. : An experimental study of the use of television in teaching basic nursing skills. Nurs Res, 13 : 205-209, 1964.
14) Wilcox, J. : Closed circuit television: A tool for nursing research. Nurs Res, 13 : 210-216, 1964.
15) Craytor, J.K., Lysaught, J.P. : Programmed instruction in nursing education—A trial use. Nurs Res, 13 : 323, 1964.
16) Hector, W.E. : Programmed learning. A new teaching method. Int Nurs Rev, 11 : 16-17, 1964.
17) Seedor, M.M. : Can nursing be taught with teaching machines? Am J Nur, 63 : 117-120, 1963.

18) Nutting, M.A. : A Sound Economic Basis for Schools of Nursing. G.P. Putnam's Sons, New York, 1926, p.372.

19) Goodrich, A.W. : The Social and Ethical Significance of Nursing. The Macmillan Co., New York, 1932, p.401.

20) Welch, W.H. : Address to the Graduating Class of the Johns Hopkins Hospital School of Nursing, Baltimore, 1916.

21) Beard, R.O. : The university education of the nurse. *In* Fiftieth Annual Report of the American Society, of Superintendents of Training Schools for Nurses. Including Report of the Second Meeting of the American Federation of Nurses, 1909, p.111.

22) Lyons, E.P. : The concern of the medical school in nursing education. *In* Thirty-Ninth Annual Report of the National League of Nursing Education. National League for Nursing, New York, 1933, p.159-165.

23) Robson, H.N. : The need for a revolution in the nursing profession. Aust Nurs J, 52 : 152, 1954.

24) Lindell, J. : Nursing as a profession. Aust Nurs J, 52 : 2, 1954.

25) Crew, F.A.E. : Nursing as a national service. The second revolution. Nurs Times, 51 : 483, 1955.
*出典はNotes on Hospitals, 1863. 湯槇ます監修：ナイチンゲール著作集 第2巻．現代社，1974.

26) Sand, R. : The nurse—Sentinel of health. Aust Nurs J, 52 : 80, 1954.

27) MacDermot, H.E. : Nursing in Osler's student days. Can Nurse, 46 : 222, 1950.

28) Russell, C.H. : Liberal education and nursing. Nurs Res, 7 : 116-126, 1958.

29) Avery, L.M. : Recogniton of professional status. Aust Nurs, 49 : 120, 1951.

30) Dennison, C. : Maintaining the quality of service in the emergency nursing service and nursing care are by no means synonymous terms. Am J Nurs, 42 : 774, 1942.

看護のための図書館トゥール*

英語で出版されておりアメリカで利用可能なもの

*訳者註:原文はLibrary Tools。日本の図書館ではリファレンス・トゥールあるいは検索トゥールと呼ばれることが多い。なお、ヘンダーソンは1991年の追記版ではこのリストに手を入れておらず、1966年(初版)の時点のままである。

タイプ	保健分野の図書館トゥールの例 (看護を含む場合もある)	看護領域のために作成されている 図書館トゥール
抄録および抜粋	Dissertation Abstracts (1940年〜) ミシガン州アナバー、University Microfilms社による学位論文および専攻論文の抄録。月刊、年次コンパイル。看護、看護教育、看護師についての論文が含まれている。 Hospital Abstracts (1961年〜) ロンドン、イギリス政府出版局が発行、配布。世界の文献を月ごとに通覧。イギリス保健省が作成。病院看護および看護師の見出し語あり。 Psychological Abstracts (1940年〜) ワシントン、アメリカ心理学協会が作成。月刊、年次コンパイル。400誌以上を対象とし、その一部は看護および看護師についての文献を扱う。	Nursing Research誌, 8:45-115, 1959 1924〜1957年の公衆衛生看護研究の抄録。ニューヨーク、コロンビア大学ティーチャーズ・カレッジ、看護教育研究研修所のHortense Hilbertの指揮により作成。多数の専攻論文リストと21誌から選んだ文献を検討。 Nursing Research誌(1960年〜) 看護における研究報告の抄録。現在はアメリカ看護師財団が作成している同誌の常設ページに掲載。多数の専攻論文リストと200誌以上を検討。
書誌	Bibliography of Reproduction (1963年〜) 世界の文献から収集した表題分類リスト。イギリス・ケンブリッジ、転載研究情報サービス。月刊、年次コンパイル。 Bibliography of Medical Reviews (1956年〜) ワシントン、国立医学図書館目録サービス部が作成。ワシントン、アメリカ政府印刷局が印刷、配布。月刊、年次コンパイル。 Bibliography of Medical Translations, 1959年1月〜1962年6月(1963年、頁数不定) アメリカ商務省技術局が作成。アメリカ政府印刷局が印刷、配布。 Medical Behavioral Science (1963年、134頁) 文化人類学、社会心理学、医療社会学の精選文献目録。Marison Pearsallが作成。レキシントン、ケンタッキー大学出版会が印刷、配布。 Poliomyelitis Current Literature: A Periodical Annotated List (1945〜1962年) ニューヨーク、全米小児麻痺財団の図書館が月刊で印刷、配布。著者別・主題別リスト。	A Bio-Bibliography of Florence Nightingale (1962年、162頁) ロンドン、フロレンス・ナイチンゲール財団と提携している国際看護師協会のためにWilliam J. BishopとSue Goldieが作成。ロンドン、ペルメル街、Dawsons社が印刷。(ニューヨークのコロンビア=プレスビテリアン医療センター、カンザスシティのカンザス大学などの看護学校もそれぞれのナイチンゲール・コレクションのカタログを発行) Bibliographies on Nursing (1957年) 全米看護連盟の委員会が作成、発行、配布(絶版)。書籍、パンフレット、雑誌文献、フィルム、その他視聴覚教材の簡単な説明と32主題ごとの整理。 Bibliography on Cancer for Nurses, Annotated (1959年、38頁) アメリカ公衆衛生局のPatricia B. Geiserが作成。アメリカ政府印刷局が印刷、配布。書籍、パンフレット、雑誌文献の分類リスト。 Basic Book and Periodical List for Nursing School and Medical Library, 3版(1961年、100頁) Supplement to Basic Book (1963年、52頁) Source Book of Free and Low Cost Materials for Medical and Nursing School Libraries(1961年、33頁)

タイプ	保健分野の図書館トゥールの例 (看護を含む場合もある)	看護領域のために作成されている 図書館トゥール
書誌		ロスアンジェルス、Queen of Angels看護学校図書館のSister M. Concordiaが作成、同館が配布。 **Reference Tools for Nursing**(1964年、9頁) 看護の図書館トゥールのための施設間協議会が作成。ニューヨーク、American Journal of Nursing社の図書館が配布。書籍、パンフレット、雑誌の精選分類リスト。
カタログ	**National Library of Medicine Catalogue** **Part I:著者、Part II:主題** ワシントンの議会図書館と国立医学図書館の共同作成。この刊行物は後者のカード目録に相当する。Index Medicusと共に国立医学図書館保有の専攻論文および雑誌論文の月毎記録である。1963年の年次コンパイルは6巻。同図書館が発行、配布。 **National Union Catalogue** シカゴ、アメリカ図書館協会のアメリカ図書館資源委員会と協同して議会図書館が作成。議会図書館の著者による、他のアメリカ国内図書館に報告されたカードとタイトルの月刊リスト。ニューヨークのRowman and Littlefield社が出版した1958～1962年のコンパイルは54巻。	**The Adelaide Nutting Historical Nursing Collection, Teachers College, Columbia University, New York City**(1929年、68頁) 看護教育学科のIsabel M. Stewartの指揮のもとに作成。ティーチャーズ・カレッジ出版部が発行、配布。書籍、パンフレット、書簡、雑誌および新聞の論文の分類リスト。
辞書(類語辞典一つを含む)	**Dictionary of the Social Sciences**(1964年、761頁) Julius GouldとWilliam L. Kolbによる編集。パリおよびニューヨークの国際連合教育科学文化機関の後援のもとに作成。ニューヨーク、Macmillan社のGlencoe自由出版部が出版、配布。多数国からの寄稿で約1,000の概念を記述、定義。アルファベット順。 **Medical and Health Sciences Thesaurus**(1963年、212頁) メリーランド州ベテスダ、アメリカ公衆衛生局国立保健研究所、Dale R. Lindsayの指揮により作成。アメリカ政府印刷局が印刷、配布。類語のアルファベット順リスト。 **The Origin of Medical Terms, 第2版**(1961年、437頁) Henry Alan Skinnerが作成。ボルチモア、William & Wilkins社が出版、配布。多数の関係医師の小伝と素描のあるアルファベット順リスト。 **Psychiatric Dictionary, 3版**(1960年、788頁) Leland E. HinsieとR. J. Campbellが作成。ニューヨーク、Oxford Press社が出版、配布。 **Standard Nomenclature of Disease and Operations, 5版**(1961年、964頁)	**American Nurses Dictionary**(1949年、656頁) Alice Louise Priceが作成。フィラデルフィア、W.B. Saunders社が出版、配布。看護師が使う用語の定義と発音のアルファベット順リスト。

タイプ	保健分野の図書館トゥールの例 （看護を含む場合もある）	看護領域のために作成されている 図書館トゥール
辞書（類語辞典一つを含む）	Edward T. ThompsonとAdeline C. Haydenによる編集。ニューヨーク、McGraw-Hill社が出版、配布。	
住所氏名録（個人、機関、施設、団体）	**American Medical Directory; A Register of Physicians, 22版**（1963年、1,824頁） シカゴ、アメリカ医師会が作成、発行、配布。 **American Public Health Association Membership Directory**（1962年、408頁） ニューヨーク、同協会が作成、発行、配布。 **Foundation Directory, 2版**（1964年、1,000頁） ニューヨーク、Russell Sage財団 財団図書館センターが作成、発行、配布。 **Mental Health Directory of State and National Agencies Administering Public Mental Health and Related Programs, 1964**（1964年、156頁） 国立保健研究所、R.H. Felixの指揮により作成。アメリカ政府印刷局が印刷、配布。 **Scientific and Technical Societies of The United States and Canada, 7版**（1961年） Part I：アメリカ（413頁） Part II：カナダ（54頁） ワシントン、国立学術会議、国立科学アカデミーのJohn H. Gribbinの指揮により作成、同会議が発行、配布。各学会の歴史、目的、会員ほかのデータを載せたアルファベット順リスト。 **Study Abroad; International Directory of Fellowships, Scholarships, and Awards, 1964-1966, 15版**（1963年、643頁） 国際連合教育科学文化機関による編集。パリ、ニューヨークのユネスコ出版センターが発行、配布。支援団体および国によるリストを含み、アルファベット順。情報は英語、フランス語、スペイン語。	**Educational Programs in Nursing** ニューヨーク、全米看護連盟が作成、発行、配布。年次分類リスト。 **Catholic Education Programs for Nurses** カトリック病院協会作成。シカゴ、アメリカ病院協会が機関誌「Hospitals」に毎年発表。 **Official Directory of International, National and State Nursing Organizations〔and Some Related Organizations〕** ニューヨーク、American Journal of Nursing社が作成。同社の雑誌「The American Journal of Nursing」と「Nursing Outlook」に年2回発表。 **州登録看護師** 各州の登録委員会で作成されるリスト。限定頒布リスト、一般には入手不能。 **州看護師協会会員名簿** 各州看護師協会本部スタッフ作成のリスト。限定頒布リスト、一般には入手不能。
事典	**Encyclopedia of Associations**（1964年） Vol.I：National Organizations of the United States Vol.II：Geographic-Executive Index Frederick C. Ruffnerほかによる編集。デトロイト、Gale Research社が出版、配布。分類リスト。 **Encyclopedia of Medical Syndromes**（1960年、628頁） Robert H. Durhamが作成。ニューヨーク、Paul B. Hoeber社（Harpersの医学部門）が出版、配布。 **Encyclopedia of Social Work**（前身はSocial Work Year Book）（1965年、1,060頁） ニューヨーク、全米ソーシャルワーカー協会の	**The Encyclopedia of Nursing**（1952年、1,009頁） Lucile Petryの監修により作成。W.B. Saunders社が出版、配布。アルファベット順リスト。看護のテキストに使われている用語の分析をもとに収録。

タイプ	保健分野の図書館トゥールの例 （看護を含む場合もある）	看護領域のために作成されている 図書館トゥール
事典	ためにHarry L. Lurieが編集。同協会が発行、配布。論文、歴史、統計、機関の住所・氏名録、雑誌リスト、倫理綱領、ソーシャルワークの定義を含む。	
便覧あるいは手引き	Handbook of Medical Library Practice, 2版(1956年、601頁) シカゴ、アメリカ医学図書館協会のためにJanet DoeとMary L. Marshallが編集。1,965の参照事項のうち20が看護についてのものである。同協会が発行、配布。 Handbook of Social Psychology(1954年、全2巻) Vol.I：Theory and Method Vol.II：Special Fields and Applications マサチューセッツ州ケンブリッジ、ハーバード大学のGardner Lindzeyが作成。マサチューセッツ州レディングおよびロンドンのAddison Wesley社が出版、配布。文献を検討し、書誌を付す多数の寄稿者による論文コンパイル。 New and Nonofficial Drugs アメリカ医師会の薬物審議会のためにJohn R. Lewisが指揮して作成。1913年から年刊。現在はJ.B. Lippincott社が出版。それぞれに情報のついた薬物のアルファベット順リスト。 United States Government Organization Manual, 1964-1965(1964年、784頁) ワシントン、総務庁、国立古文書・公記録局のWayne C. Groverが指揮して作成。アメリカ政府印刷局が印刷、配布。省、機関、およびそれらの付属部局の小史。相互関係をいくつかの図で示す。	Library Handbook for Schools of Nursing, 2版(1953年、265頁) ニューヨーク、全米看護教育連盟の委員会(Deborah M. Jensen委員長)が改訂。図書館建物の設立と管理およびその整備についての勧告。主題と表題のリストおよび目次と見出し語の分類。 Lippincott's Quick Reference Book For Nurses, 7版(1955年、727頁) Helen Youngほかが作成。フィラデルフィア、J.B. Lippincott社が出版、配布。おもに病院看護実践に関連する情報のコンパイル。
インデックス	Cancer Current Literature Index(1959年～不定期刊) ニューヨークおよびオランダ、アムステルダムのExcerpta Medica財団が作成。ニューヨークのアメリカがん学会が発行、配布。 A Cumulative Index to a Continuing Bibliography on Aerospace Medicine and Biology(1965年、頁数各種) ワシントン、航空宇宙局が作成。主題と著者のリスト。 Hospital Literature Index(1945年～) アメリカ病院協会の図書館スタッフが作成。同協会が発行、配布。年4回(年次コンパイル)。書籍、パンフレット、看護誌16を含む300誌以上からの論文の主題と著者インデックス。 Index Medicus(1960年～)	American Journal of Nursing：Annual and Cumulative Indexes(1900年～) American Journal of Nursing社のためにLois B. Millerが指揮して作成した学位論文ならびにリファレンス・カードサービス。主題と著者のリストの合体。 Cumulative Index to Nursing Literature Mildred Grandboisほかが指揮して作成。カリフォルニア州グレンデールのグレンデール・サナトリウム・病院出版サービス。現在は年4回発行、1956年以来、年次コンパイル。看護および関連分野の54誌の表題と著者ガイド。 International Nursing Index to Periodical Literature メリーランド州ベテスダの国立医学図書館と共

タイプ	保健分野の図書館トゥールの例 (看護を含む場合もある)	看護領域のために作成されている 図書館トゥール
インデックス	国立医学図書館が作成。アメリカ政府印刷局が印刷、配布。月刊、年次コンパイル。5,000誌以上についての著者ならびに表題ガイド。最新リストは7看護誌を含む。同タイトルの代替インデックスをアメリカ医師会が、またCurrent List of Medical Literatureを国立医学図書館が発行。 International Index : Quarterly Guide to Periodical Literature in the Social Sciences and Humanities ニューヨーク、H.W. Wilson社が作成、発行。表題と著者のリスト。 Psychiatric Index for Interdisciplinary Research : A Guide to the Literature, 1950-1961 (1964年、1,249頁) ウエスタン・リザーブ大学のRichard A. Schermerhornによる編集。ワシントン、アメリカ職業リハビリテーション局の後援のもとに作成。アメリカ印刷局が印刷、配布。1看護誌を含む124誌から精選、71分類のもとに作成した論文のアルファベット順著者リスト。 Research Grants Index : Fiscal Year 1963 (1964年、2巻) Vol.I : Index Section Vol.II : Grant Number List and Bibliography, General Research Areas, and Alphabetical Listing of Investigators このインデックスの第3版はアメリカ公衆衛生局 国立保健研究所 研究補助金課のEugene A. ConfreyとLynda Cahoon McGeeが指揮して作成。アメリカ政府印刷局が印刷、配布。	同して、American Journal of Nursing社が1966年に発行を表明。 Nursing Outlook; Annual and Cumulative Indexes (1953年～) American Journal of Nursing社のために、Lois B. Millerの指揮により作成された学位論文および参考文献のカードサービス。表題と著者のリストの合体。 Nursing Research; Annual and Cumulative Indexes (1952年～) American Journal of Nursing社のためにLois B. Millerの指揮により作成された学位論文およびリファレンス・カードサービス。表題と著者のリストの合体。 Nursing Studies Index : An Annotated Guide to Reported Studies, Research in Progress, Research Methods and Historical Materials in Periodicals, Books and Pamphlets Published in English Vol. IV (1957-1959)(1963年、281頁) Vol. III (1950-1956)(刊行中) Vol. II (1930-1949)(作成中) Vol. I (1900-1929)(作成中) コネチカット州ニューヘブン、エール大学看護学部インデックススタッフがVirginia Hendersonの指揮のもとに作成。J.B. Lippincott社が出版、配布。書籍、パンフレット、200誌以上の対象誌から取り出した論文の表題と著者のリスト。アルファベット順。
目録およびリスト	Inventory of Social and Economic Research in Health (1952年～) ニューヨーク、保健情報財団が作成、発行、配布。研究者、発起人、資金源、研究方法を取り出した最新研究の年次分類リスト。多くの研究が看護ないし看護師に関係している。 New Serial Titles. A Union List of Serials Commencing Publication After Dec. 31, 1949 (1963年、2,035頁) 議会図書館が作成、発行、配布。 Union List of Serials in Libraries of The United States and Canada, 2版 (1953年、1,365頁) Mary Frankほかによる編集。H.W. Wilson社が出版、配布。	Clearing House List of Studies in Nursing, 1950-1955 補遺 : 1955-1956、1957-1958、1959-1961 アメリカ看護師協会、研究・統計部門のClara A. Hardinが指揮して作成。同協会が発行、配布。分類リスト。 List of Advanced Programs in Nursing Education (1951-52) and Supplement to List (1957) (1958年) 国際看護師協会と提携しているロンドンのフロレンス・ナイチンゲール財団が作成。課程の数、タイプ、存続期間を記述ならびに図表化。 The Nation's Nurses : The 1962 Inventory of Professional Registered Nurses (1965年、34頁) アメリカ看護師協会、研究・統計部門のElinor

タイプ	保健分野の図書館トゥールの例 （看護を含む場合もある）	看護領域のために作成されている 図書館トゥール
目録およびリスト		D. MarshallとEvelyn B. Mosesが作成。同協会が発行、配布。特定数州における臨床実践従事看護師の供給と教育背景の特徴についてのデータ集積。1956-1958版目録に代替データ収集。
論評・通覧・資料集	Excerpta Medica〔A World Guide〕 Excerpta Medica財団がスペシャリストたちの国際的協力により月刊、年次コンパイルで出版。内科、胸部疾患、小児科など、医学の専門に従った19区分。 Review of Child Development Research（1964年、547頁） Martin L. HoffmanとLois Wladis Hoffmanが作成。Russell Sage財団が発行、配布。 Sociological Studies of Health and Sickness：A Source Book for the Health Professions（1960年、350頁） Dorian Appleが作成。McGraw-Hill社が出版、配布。看護および看護師についての研究を含む注釈つき分類ガイド。	History of Nursing Source Book（1957年、480頁） Anne L. Austinが作成。ニューヨーク、Putnam's Sons社が出版、配布。聖書の時代以来の、看護および看護師について書かれたものからの抜粋。 Nursing Research; A Survey and Assessment（1964年、461頁） Leo W. SimmonsとVirginia Hendersonが作成。ニューヨーク、Appleton-Century-Crofts社が出版、配布。特定数領域の研究と主要調査の発達過程を論述。分類概要、解題、看護師による博士論文リストを含む。
統計ガイド	Statistical Abstract of the United States, 1963, 84 edition（1963年、1,036頁） アメリカ商務省のEdwin A. Goldfieldの指揮による作成。アメリカ政府印刷局が発行、配布。年次コンパイル。看護師、病院、ナーシングホーム、患者についてのデータ、および看護職にとって興味深い各種主題が含まれている。 Statistics Sources（1962年、288頁） Paul Wassermanほかによる編集。Gale Research社が出版、配布。最新統計データ資料のアルファベット順ガイド。	Facts About Nursing（1935年〜、1962-1963版は256頁） アメリカ看護師協会、研究・統計部門のElinor D. Marshallが指揮して作成。同協会が発行、配布。看護師の数と分布についてのデータ、雇用状況、退職、教育課程のタイプを含む年次解説。国際的ならびに全国的な主要看護団体の案内、およびそれら団体の目的声明も含む。
年鑑	Occupational Therapy Yearbook, 1961（1961年、360頁） ニューヨーク、作業療法協会が作成、発行、配布。会員の住所・氏名録、作業療法部門をもつ病院リスト、教育基準、同協会の規約を含む。 The Practical Medicine Yearbook（1900年〜） シカゴ、Year Book Medical出版が出版、配布。1964-1965年版は17巻。大規模な編集スタッフが国際的な医科学文献のエッセンスの抄録化に取り組む。	The Yearbook of Modern Nursing（1956、1957-1958、1959年） M. Cordelia Cowanが編集。Putnum's Sons社が出版、配布。多数の寄稿者が看護の団体、動向、看護教育、研究、主要臨床フィールドの実践についての文献を論評。

著者・訳者紹介

Virginia A. Henderson（ヴァージニアA. ヘンダーソン）

1897年……ミズリー州カンサスシティに生まれる。その後、バージニア州に暮らす。
1918年……発足したばかりのワシントンの陸軍看護学校に入学。
校長はアニー・グッドリッチ。
1921年……同校卒業。ニューヨーク州の登録看護師となる。
ヘンリー街セツルメント、ワシントンDCの訪問看護師を経て、
バージニア州のノーフォーク、プロテスタント病院看護学校にて教鞭をとる。
1929年……コロンビア大学ティーチャーズ・カレッジ入学。
1932年学士号、1934年修士号を取得。
1934年……同カレッジ卒後教育担当准教授となり、1948年まで学生指導。
1950年……『看護の原理と実際』第5版の執筆活動に入り、5年の歳月をかけて完成。
ICNの依頼を受けて、1960年にこのエッセンスを
『看護の基本となるもの』にまとめる。
1953～1971年……エール大学研究担当准教授。
看護研究の全国調査にたずさわり、看護関係文献集を作成。
1971～1996年……エール大学看護学部名誉研究員。

湯槇 ます（ゆまき ます）

1904年……岡山県に生まれる。
1924年……聖路加高等看護学校卒業。
1927年……アメリカ、ボストン・ピーターベントブリガム看護学校研究科留学。
1948年……カナダ、トロント大学留学。
1954年……東京大学医学部衛生看護学科助教授。
1965年……同教授。東京女子医科大学付属病院看護部長。
1969～1972年……東京女子医科大学看護短期大学教授。

小玉 香津子（こだま かづこ）

1936年……千葉県に生まれる。
1959年……東京大学医学部衛生看護学科卒業、東大分院研究生。
1960年……同学科基礎看護学講座技術員。
1967年……神奈川県立衛生短期大学非常勤講師。
1984年……同教授。
1991年……日本赤十字看護大学教授。
1999～2003年……名古屋市立大学看護学部教授・学部長。
2004年～……聖母大学看護学部教授、2007～2011年……学部長。

看護論——定義およびその実践、研究、教育との関連

25年後の追記を添えて

〈検印省略〉

1967年 4月25日	初版	第1刷発行
1974年 10月20日	初版	第9刷発行
1976年 1月20日	新装版	第1刷発行
1982年 3月15日	新装版	第7刷発行
1983年 3月15日	改訳版	第1刷発行
1992年 9月15日	改訳版	第12刷発行
1994年 2月 5日	追記版	第1刷発行
2016年 2月10日	追記版	第21刷発行
2017年 10月10日	追記版新装版	第1刷発行

著者……………… **ヴァージニア・ヘンダーソン**

訳者……………… **湯槇ます・小玉香津子**

発行……………… 株式会社**日本看護協会出版会**

〒150-0001

東京都渋谷区神宮前5-8-2　日本看護協会ビル4階

〈注文・問合せ／書店窓口〉

TEL 0436-23-3271　FAX 0436-23-3272

〈編集〉TEL 03-5319-7171

http://www.jnapc.co.jp

ブックデザイン…… **鈴木一誌＋桜井雄一郎＋山川昌悟＋下田麻亜也**

印刷……………… 株式会社 **フクイン**

ISBN978-4-8180-2063-4